AF344242

OBSERVATIONS

DE

MEDECINE,

OU L'ON TROUVE

DES REMARQUES

Qui tendent à détruire le Préjugé, où l'one eſt ſur l'uſage du LAIT dans la Pulmonie :

AVEC UNE DISSERTATION

ſur les INGREDIENS DE L'AIR, conſidéré dans l'état naturel, & dans un état contre Nature, ou comme cauſe de Maladies.

Par M. JOSEPH RAULIN, *de l'Academie Royale des Belles-Lettres, Sciences & Arts, de Bordeaux, Docteur en Médecine, & Médecin Ordinaire de la ville de Nérac en la Province de Guienne.*

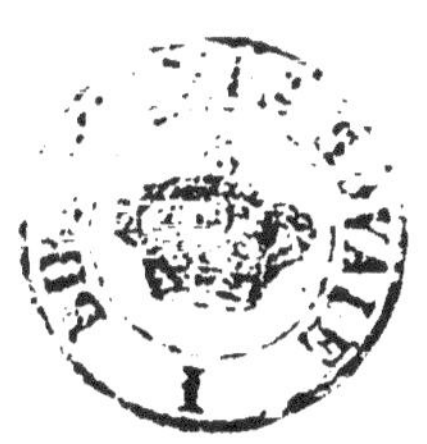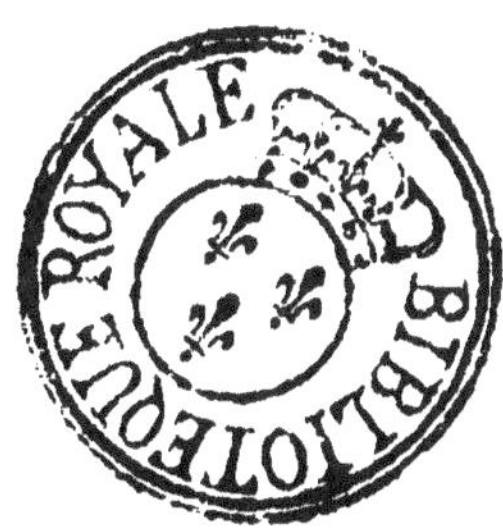

A PARIS,

Chez { MOREAU, rue Galande.
{ DELAGUETTE, rue S. Jacques.

M. DCC. LIV.

Avec Approbation & Privilege du Roi.

A MONSEIGNEUR
LE DUC
DE RICHELIEU
ET DE FRONSAC,

PAIR ET MARÉCHAL DE FRANCE,

Premier Gentilhomme de la Chambre du Roi, Chevalier Commandeur de ses Ordres, Commandant en Chef dans la Province de Languedoc, Gouverneur de Coignac, &c. &c.

MONSEIGNEUR,

DAIGNEZ agréer un Livre que l'Utilité publique m'oblige de publier contre un préjugé dangereux. Ce préjugé est si fort accrédité, qu'il ne faut pas moins que le grand nom d'un célébre Protecteur des Lettres, pour pouvoir me flatter d'être écouté favorablement.

Qu'il eſt beau, MONSEIGNEUR, de voir réunies en Vous, dans ce nouveau ſiécle d'Auguſte, toutes les vertus des Agrippa & des Mécène ! Académicien illuſtre, Ambaſſadeur auſſi heureux qu'utile à l'Etat, Libérateur & Pacificateur des Républiques ; ce qui vous a mérité dans Gènes un Monument éternel. Ce n'étoit pas aſſez ; c'étoit à vous qu'il étoit reſervé de renverſer à Fontenoi cette terrible phalange fière de ſes anciens ſuccès. Le Languedoc, glorieux de vos grands exploits, charmé de la douceur de votre Gouvernement, & touché de vos Bienfaits, vous érigea de nouveaux trophées, en conſacrant à Votre Maiſon le Régiment de Septimanie : les Belles-Lettres, les Sciences & les Beaux-Arts, en érigeront encore à l'envi à votre Gloire.

J'ai l'honneur d'être avec un très-profond reſpect,

MONSEIGNEUR,

DE VOTRE GRANDEUR

Le très-humble & très-obéïſſant Serviteur,
RAULIN.

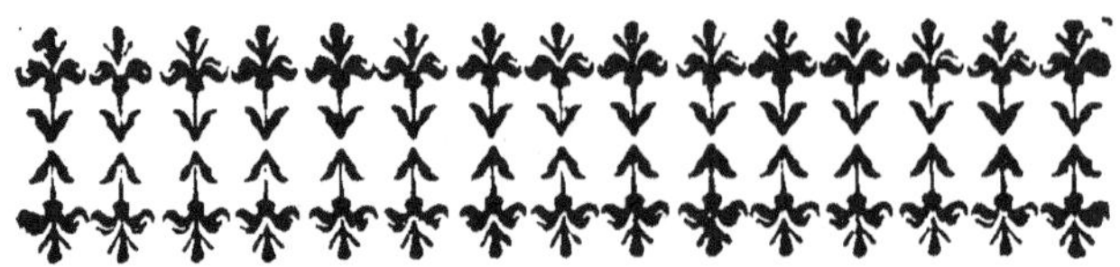

AVERTISSEMENT.

CEt Ouvrage confiste principalement en des Obſervations
de Médecine ſur la Phthiſie. Lorſque je me propoſai d'y travailler,
je n'avois en vue que d'avertir le
Public, qu'il étoit la victime d'un
ancien préjugé ſur l'uſage du LAIT
dans la Pulmonie. J'avoue que j'ai
été moi - même dans cette erreur.
Je communiquai mon deſſein à
Monſieur le Préſident de MON-
TESQUIEU, qui ayant jugé qu'il
pourroit être utile, m'exhorta à le
mettre au jour. Ma juſte déférence
pour une ſi grande autorité, m'empêcha d'enviſager combien cette
entrepriſe étoit au deſſus de mes
forces. Cependant mes Obſervations ont inſenſiblement formé un

a iij

petit Traité de Phthiſiologie que je livre au Public.

Je combats dans mon Livre une opinion que les Médecins diſent tenir d'Hippocrate, quoiqu'ils ſe trompent en cela ; c'eſt que le Lait eſt un reméde univerſel dans la Pulmonie, & qu'il eſt néceſſaire dans tous les tems de cette maladie. Les Médecins modernes, tout comme les Anciens, ſi l'on en excepte Hippocrate, n'ont preſque ſur cela que le même langage. *Lac omnes intentiones ad Phthiſicorum curationem adimplet ; abſtergit ſeroſâ ſuâ parte, conglutinat caſeoſâ, corpus nutrit & reficit butyroſâ.*

J'avoue avec les Chymiſtes modernes que ces trois matieres qui compoſent le Lait, ne ſont que mêlées & confondues, & non pas intimement unies enſemble. Chacune de ces matieres étant digérée ſelon les loix de la Nature, dans

des eftomacs fains & bien confti-
tués, peut faire les effets qu'on lui
attribue : mais le Petit - Lait (par
exemple) qui ne déterge que par
fa partie favoneufe, ne contient
plus de cette matiere, quand l'a-
cide & l'huile qui la compofent
(felon M. Macquer) font défunis.
Ces deux principes ne fçauroient
refter unis dans l'eftomac ni dans
le fang des Phthifiques ; ou du
moins ils doivent y perdre leurs
qualités effentielles, puifqu'ils ne
rencontrent partout que des matieres qui tendent à la corruption,
comme on le verra dans mes Obfervations : le Petit-Lait ne fçauroit
donc déterger les ulceres dans la
Pulmonie.

La partie butyreufe du Lait étant
défunie & corrompue dans l'eftomac & dans les vaiffeaux des Phthifiques, par les mêmes caufes que
j'ai alléguées pour la corruption du

Petit-Lait, sera en état de fournir au sang des principes plus piquans & plus irritans que l'acide sulfureux & les alkalis volatils : car les vapeurs blanches qui s'élevent du beurre dans la distillation, irritent le gosier jusqu'à l'enflammer ; elles font sur l'odorat l'impression la plus vive, & blessent tellement les yeux qu'ils deviennent rouges en très-peu de tems comme dans une ophtalmie. Qu'on juge de cela si ces principes pourroient fournir une bonne nourriture aux liquides & aux solides des Pulmoniques.

La partie caseuse du Lait, a à peu-près les mêmes principes que la partie butyreuse, mais ils font moins forts & moins abondans.

Si tout ce que je dis dans mon Livre sur les mauvais effets du Lait dans la Pulmonie, n'est pas dabord en état de faire secouer le joug du préjugé où l'on est pour ce rémede, je me flatte qu'on fera plus attentif fur les mauvais effets qu'il fait tous les jours dans cette maladie, & que le Public connoîtra dans la fuite que j'ai travaillé utilement pour fa confervation.

J'ai ajouté dans mon Ouvrage quelques *Obfervations fur différentes Maladies*, & je l'ai fini par une *Differtation fur les Ingrédiens de l'Air*. J'avois promis, dans un autre Ouvrage, cette Differtation au Public: cependant je ne m'en acquitte aujourd'hui què très-imparfaitement, puifque je ne donne qu'une petite ébauche fur cette matiere. J'y donnerai plus d'étendue dans la fuite, fi mes occupations le permettent. Cet Ouvrage fera donc divifé en trois Parties: la premiere contiendra les Obfervations fur la Phthifie; la feconde, quelques Obfervations fur différentes Maladies, & en particulier fur les Maladies épidémiques , qui ont régné depuis peu aux environs de Nerac ; & la troifiéme, une Diſſertation fur les Ingrédiens de l'Air.

trevenans, dont un tiers à nous, un tiers à l'Hôtel-Dieu
de Paris, & l'autre tiers auxdits Expofans ou à ceux qui
auront droit d'eux, & de tous dépens, dommages & in-
térêts. A la charge que ces Préfentes feront enregi-
ftrées tout au long fur le Regiftre de la Communauté des
Imprimeurs & Libraires de Paris, dans trois mois de la
date d'icelles ; que l'impreffion dudit Ouvrage fera faite
dans notre Royaume & non ailleurs, en bon papier &
beaux caractéres, conformément à la feuille imprimée,
attachée pour modéle fous le contre-fcel des Préfentes ;
que les Impétrans fe conformeront en tout aux Réglemens de la Librairie, & notamment à celui du 10 Avril
1725 ; qu'avant de l'expofer en vente, le Manufcrit qui
aura fervi de copie à l'impreffion dudit Ouvrage, fera
remis dans le même état où l'Approbation y aura été
donnée, ès mains de notre très-cher & féal Chevalier
Chancelier de France, le fieur de Lamoignon, & qu'il en
fera enfuite remis deux Exemplaires dans notre Biblio-
théque publique, un dans celle de notre Château du
Louvre, un dans celle de notre très-cher & féal Chevalier Chancelier de France, le Sieur de Lamoignon, &
un dans celle de notre très-cher & féal Chevalier Garde
des Sceaux de France, le Sieur de Machault, Commandeur
de nos Ordres ; le tout à peine de nullité des Préfentes. Du
contenu defquelles vous mandons & enjoignons de faire
jouir lefdits Expofans & leurs ayans caufes, pleinement
& paifiblement, fans fouffrir qu'il leur foit fait aucun
trouble ou empêchement. Voulons que la copie des Préfentes qui fera imprimée tout au long au commencement ou à la fin dudit Ouvrage, foit tenue pour due-
ment fignifiée ; & qu'aux copies collationnées par l'un de
nos amés & féaux Confeillers Secrétaires, foi foit ajou-
tée comme à l'original. Commandons au premier notre
Huiffier ou Sergent fur ce requis de faire pour l'exécution
d'icelles tous actes requis & neceffaires, fans demander
autre permiffion, & nonobftant clameur de Haro, Charte
Normande & Lettres à ce contraires. CAR tel eft notre
plaifir. Donné à Compiégne, le troifiéme jour d'Août,
l'an de Grace mil fept cent cinquante trois, & de notre
Regne le trente-huitiéme. Par le Roi, en fon Confeil.
Signé, SOCQUET, avec paraphe.

*Regiftré fur le Regiftre treize de la Chambre Royale
des Libraires & Imprimeurs de Paris, N°. 247. fol. 198.
conformément aux anciens Réglemens confirmés par celui
du 28 Février 1723. A Paris le 28 Septembre 1753.*
Signé DIDOT, Syndic.

OBSERVATIONS

OBSERVATIONS
DE MEDECINE.

<hr>

PREMIERE PARTIE.

Remarques sur la Phthisie en général.

LA Phthisie est un amaigrissement général occasionné par quelque vice des poûmons, ou du genre nerveux ; & qui peut provenir de toutes les maladies qui affectent le corps humain, sur tout de celles qùi intéressent le genre nerveux ou la poitrine, quand elles sont devenues chroniques.

Les Phthisies essentielles, celles qui prennent d'abord cette déno-

A

mination, ont leur cauſe immédia-
te dans la moëlle de l'épine, dans
les nerfs ou dans les poûmons. Les
premieres ſont appellées dorſales
ou nerveuſes, & les autres Pulmonies ou Phthiſies pulmonaires;
les unes & les autres ſont appellées
Phthiſies ſymptomatiques, quand
elles ſont l'effet de quelqu'autre
maladie.

Les Fiévres longues,& obſtinées,
les trop grandes évacuations, la
ſuppreſſion des ſecours périodiques
des femmes, les fleurs blanches, les douleurs néfrétiques invé-
térées, les cours de ventre chroniques, les maladies vénériennes,
les rhumatiſmes, les obſtructions
& les ſchirres des viſceres, le crachement de ſang qui provient des
poûmons, les écroüelles, le ſcor-
but, la lepre, &c. produiſent
ſouvent des Phthiſies, qui deviennent incurables, quand on n'en
a pas détruit la cauſe dès le commencement, ou avant les plus
grands progrès.

SECTION PREMIERE.
ARTICLE I.

Remarques sur les Phthisies Dorsales.

Dans les Phthisies Dorsales, le cours des liqueurs est retardé ou interrompu dans la moëlle de l'épine : celle-ci en est gorgée, & le suc nourricier ne s'y distribue plus qu'irrégulierement. Ceux qui sont attaqués de cette Phthisie deviennent d'abord pâles, mélancholiques & bouffis, parce que les liquides circulent avec peine dans les vaisseaux. Les vaisseaux sont presque par-tout pâles & tendus ; ils sont très-apparens sous les aisselles ; cependant il en est toûjours quelqu'un d'extrémement rouge. Les crachats que l'on rend sont pâles & de nature à ne pouvoir pas être aisément expulsés ; car quelque pressé qu'on soit de tousser, il n'est pas souvent possible, parce que l'irritation du

A ij

-larynx tient fes mufcles dans un mouvement tonique : on en vient jufqu'à fuffoquer : de là des vomiſſemens bilieux ; & fi c'eſt quelque tems après le repas, on vomit les alimens que l'on a pris ; on ne fe trouve pas foulagé à la premiere fois que l'on vomit, à la feconde on fouffre moins pendant quelque tems, cependant les mêmes fouffrances reviennent bien - tôt après. Dans cet état les malades ont la voix plus aigüe & plus perçante que quand ils fe portent bien. On a ordinairement des friſſons, & une fiévre lente dont le relâche eſt marqué par des fueurs. C'eſt la defcription de la Phthifie-dorfale par Hipocrate, dans le Livre *de Internis Affectionibus.*

Hippocrate fait mention, dans le même Livre, d'une autre Phthifie-dorfale, qu'il dit provenir également de l'obſtruction des vaiſſeaux qui aboutiſſent à la moëlle de l'épine, & de ce que celle-ci n'a plus une communication libre avec le cerveau. Cette Phthisie est causée par la tristesse & par le commerce avec les femmes : en voici les principaux symptômes, d'après cet Auteur.

Il survient d'abord une douleur aiguë à la tête, au cou, aux lombes, dans les muscles des lombes, & aux articulations des cuisses ; on est constipé, on n'urine que difficilement ; les douleurs augmentent à mesure que la maladie fait des progrès ; les cuisses se bouffissent comme celles des hydropiques, il survient des ulceres aux lombes. Si quelqu'un de ces ulceres guérit, il en revient bien-tôt d'autres. Ces symptômes me paroissent avoir quelque chose d'approchant de ceux de la vérole.

Les nouveaux mariés, ou d'autres qui s'adonnent immodérement aux femmes, ont les symptômes de Phthisie suivans. Ils n'ont pas de fiévre, & ils mangent ; cependant ils maigriffent à vue : ils fentent des fourmillemens qui partant de la tê- te , femblent s'étendre en defcen- dant dans l'épine du dos ; lorfque ces malades urinent ou vont à la felle , ils rendent beaucoup de fe- mence liquide , ils en rendent auffi en dormant : cette femence ne peut pas féjourner dans la matrice. S'ils voyagent ou qu'ils courent , ils font d'abord foibles , effoufflés , & fa- tigués par des pefanteurs de tête , & des tintemens d'oreilles. S'il fur- vient, dans le tems , des fiévres un peu vives , on eft en grand danger.

ARTICLE II.

Remarques fur les Phthifies nerveufes.

LA Phthifie nerveufe eft prefque fans fiévre , fans toux , & fans difficulté de refpirer : cependant tous ces fymptômes ont lieu quand cette maladie eft à fon dernier pé- riode ; elle eft toujours accompa- gnée de dégoût , & de digeftions

difficiles : il s'enfuit une langueur,
un abbattement géneral, & une
maigreur qui augmente tous les
jours, & qui conduit souvent à
l'hydropisie : elle est caractérisée
principalement par la langueur, &
par le dégoût. Morton en décrit
exactement les signes & les symptômes ; on peut les voir dans cet Auteur.

L'estomach est le viscere qui paroît d'abord le plus affecté dans cette maladie : il n'est pas surprenant
que le genre nerveux en souffre,
puisque l'estomach n'est à proprement parler qu'un tissu de fibres
nerveuses, & le viscere le plus en
état de faire dégénérer le suc nerveux, comme je l'ai remarqué dans
un autre ouvrage.

Tout ce qui peut débiliter ou détruire les fonctions de l'estomach est
en état d'occasionner des Phthisies
nerveuses : elles sont plus fréquentes chez les Anglais qu'en France,
c'est l'effet de la dépravation de l'air

qu'ils reſpirent, & des abus dans le
régime qu'ils commettent peut-
être plus généralement que les
Français.

ARTICLE III.

*Contenant des obſervations ſur les
Phthiſies nerveuſes.*

PREMIERE OBSERVATION.

Sur une Phthiſie hyſtérique.

UNE Demoiſelle d'environ dix-
huit ans, fut attaquée, pendant le printems de l'année 1744,
de vapeurs hyſtériques, avec une
douleur conſidérable à la région
épigaſtrique ; ces attaques revenoient pluſieurs fois dans la jour-
n.e, ſur-tout le ſoir ; elle reſſentoit toujours la douleur dans les intervalles, avec une petite oppreſſion. La premiere fois que ces accidens arriverent, la malade étoit
au tems de ſes ſecours, ils en fu-

rent fupprimés. Je lui fis faire dans deux jours deux faignées au bras & une au pied : les fymptômes hyf-tériques fe rallentirent : je profitai de ce tems de relâche pour faire prendre trois verres d'une tifanne _ royale, qui étoit indiquée par un petit flux de ventre qui s'étoit ar-rêté peu de jours avant les attaques : elle en fut purgée ; mais les vapeurs devinrent plus confidérables & plus fréquentes, elles commençoient par une oppreffion qui étoit bien-tôt fuivie de mouvemens convul-fifs, qui fe fuccédoient dans tout le corps, d'une partie à l'autre.

On perdit prefque d'abord l'ap-pétit, & les digeftions devinrent pénibles & difficiles.

J'ordonnai l'ufage d'une tifanne compofée avec les racines de chi-corée fauvage, de fraifier, d'afper-ges, & les feuilles de matricaire, d'armoife & de fumeterre ; & on ufoit deux fois le jour, le matin & le foir, de l'opiate fuivante . . . .

A v

Prenez gomme ammoniac, karabé, de chacun dix grains ; bezoard-jovial huit grains ; safran de mars apéritif, six grains ; castoreum, cinq grains ; & six goutes anodines ; le tout réduit en opiate avec le syrop d'armoise, pour une prise. On continua ces remédes pendant 12 jours.

Les mouvemens convulsifs cesserent après huit jours d'usage de cette opiate, mais il survint de fréquentes foiblesses qui alloient jusqu'à la syncope : ces foiblesses duroient ordinairement près d'une heure. Le tems des secours approchoit : je fis prendre pendant quatre matins, vingt grains de rhubarbe, dix grains de bezoard-jovial, & quatre grains de castoreum, le tout réduit en bolus avec la thériaque : le quatriéme jour, les secours furent marqués par l'évacuation d'une matiere pâle & décolorée, en très petite quantité : j'y suppléai par une saignée au pied ; je fis faire pendant quelque tems des fomentations émollientes fur le bas-ventre , & on continuoit toujours l'ufage de la tifanne.

Les foibleffes diminuerent, elles devinrent moins fréquentes , la douleur de la région épigaftrique n'étoit guéres plus fenfible ; mais à fa place il furvint des ardeurs infupportables fous le cartilage xiphoïde, avec un fi grand battement entre les omoplates que la malade en perdit le fommeil. Je la mis dans l'ufage d'une tifanne compofée avec le chien-dent, la racine de guimauve , la bourrache , & les fleurs de nymphea : l'ardeur diminua, mais le battement devenoit de jour en jour plus confidérable & plus importun.

La malade avoit déja extrémement maigri, & elle maigriffoit à vuë : je la mis dans l'ufage du petit lait, où l'on faifoit boüillir au bain-marie trois écreviffes rougies & écrafées; on y jettoit fur la fin une pincée de fleurs de bourrache : elle en prenoit deux prifés par jour, le matin

A vj

& l'après-midi , à la place du boüil-
lon : la maigreur augmentoit malgré ce remede , & le battement entre les omoplattes perſiſtoit toujours. Les ſecours vinrent dans leur
tems , mais ils furent auſſi mal conditionnés qu'auparavant.

Je me déterminai enfin à faire
porter quelques bouteilles d'eau
de la fontaine minérale de Caſ-
téra-vivens , ſituée dans l'Arma-
gnac , à trois lieuës d'Auch , ſur la
grande route de cette ville à Condom ; ce ſont des eaux ſulfureuſes ,
& un peu ferrugineuſes : l'expérience de pluſieurs années les a renduës
recommendables en ce pays , pour
les embarras de l'eſtomach , les fiévres lentes , les vieilles diſſenteries,
pour rétablir les ſecours périodi-
quès des femmes, &c. La malade
en prenoit trois verres le matin en
differens tems , & deux l'après-midi. Je m'apperçus après trois ſe-
maines de cet uſage , que les ardeurs ſous le cartilage - xiphoïde

avoient prefque ceffé , & que les digeftions étoient moins laborieufes ,
mais le battement perfiftoit toujours. Les fecours arriverent, ils furent mieux conditionnés & plus a-
bondans qu'auparavant.

La maigreur n'avoit pas encore
diminué, au contraire elle empiroit:
je craignois un defféchement total,
ou une hydropifie , car les jambes
étoient déja œdémateufes : le battement entre les omoplattes alloit
toujours en empirant. La malade ne
dormoit plus , même par le fecours
de l'opium ; fon horloge, difoit-el'e
(c'étoit ainfi qu'elle appelloit ce
battement) l'éveilloit toujours ;
cependant elle digéroit mieux: cela
me remplit de confiance. Je ne
doutois pas que ce battement ne fût
occafionné par quelque obftruction
confidérable qui s'étoit formée près
de quelque diftribution de l'aorte, à
l'occafion des mouvemens violens
& irréguliérs du genre nerveux,
lors des attaques hiftériques, &

que cette obſtruction ne compri-
mât l'artere d'où venoient ces bat-
temens, qui de l'aveu de la malade répondoient parfaitement aux
mouvemens de ſyſtole & de dia-
ſtole des autres arteres. Je la mis dans
l'uſage du gruau dont elle prenoit
trois fois par jour, à la place d'autant de bouillons; & je lui fis prendre tous les matins un bolus compoſé de ſix grains de ſaffran de mars
apéritif & autant d'æthiops minéral, avec la conſerve de roſes, elle
buvoit par deſſus une taſſe de décoction d'hypericum & de lierre terreſtre; elle continua ces remedes
pendant un mois: le battement
ceſſa inſenſiblement de même que
tous les autres ſymptômes, & l'u-
ſage du lait de chevre la rétablit
enſuite parfaitement: elle n'a pas
eu, depuis huit ans, la moindre incommodité.

SECONDE OBSERVATION.

Sur une Phthisie écrouëlleuse.

En 1740 un jeune Chirurgien faisant ses études à Montpellier, s'apperçut qu'il lui survenoit des petites tumeurs comme des ganglions sur le tarse du pied droit ; il y appliqua d'abord des emplâtres résolutifs ; cela n'empêcha pas ces tumeurs d'augmenter ; quatre mois après elles se ramollirent & se percerent ; il s'ensuivit une suppuration assez abondante, & ce furent enfin des ulceres qui devenoient de jour en jour plus profonds ; le fond & les bords de ces ulceres ne présentoient que des chairs baveuses, & d'une couleur livide ; il survint une fievre lente à la suite de cette suppuration. On fit, étant encore à Montpellier, plusieurs incisions à ces ulceres, tant pour séparer les mauvaises chairs, que pour dilater des sinus

qui s'étendoient bien avant entre
les phalanges ; on ne négligea rien
pour la guérifon de ce malade :
cependant tous les remedes étant
inutiles , on lui confeilla de fe re-
tirer chez lui pour y attendre la
mort , que la Phthifie où il étoit
déja tombé faifoit préfumer devoir
être prochaine.

Ce Chirurgien étant arrivé chez
lui , ne penfoit à rien moins qu'à
fa guérifon ; il avoit abandonné fes
ulceres aux foins de la nature ; fa
fievre lente fubfiftoit & fa maigreur augmentoit tous les jours ,
lorfque je fus appellé par hazard
dans fon voifinage ; on me pria de
le voir Ce jeune homme me parla
d'abord de fa maladie en Chirurgien éclairé , & peu s'en fallut
qu'à la vue de tous les remédes
qu'on lui avoit faits , je ne regar-
daffe d'avance comme inutiles
toutes les tentatives que je pourrois faire. Cependant je fis fonder
fes plaies : je ne les décrirai pas

ici, il suffit de dire que le pied
en étoit totalement labouré; plufieurs os étoient découverts & ca-
riés; il ne paroiffoit, par tout, que
des durillons & des chairs baveufes qu'il falloit néceffairement détruire. M. Loze habile Chirurgien
de Laroumieu, près de Condom,
difféqua en quelque façon tous ces
ulceres; il en détruifit les mauvaifes chairs en touchant avec beaucoup de dextérité par tout où l'on
pouvoit porter le fer fans danger;
il continua de confumer les chairs
baveufes & les durillons qui re-
ftoient encore, par le moyen des
remédes; les os s'exfolierent tant
par le fecours de l'art que par la
fuppuration. Après avoir purgé le
malade, je le mis dès le commencement à l'ufage des bouillons
de raves qu'il prenoit deux fois le
jour: je ne lui permis pour toute
nourriture, que de la bouillie faite
avec la farine d'orge ou d'avoine
& l'eau, un peu de pain, & quel-

qu'œufs frais. Ce régime diminua
la fiévre dans un mois, & la maigreur n'augmentoit pas. Je le fis
encore continuer pendant un autre mois ; & j'ajoûtai au bouillons de raves, pendant les derniers quinze jours, un verre de
décoction de sarce-pareille. Je m'apperçus enfin que les solides commençoient de se réparer, & que
les fonctions de l'estomach se réta-
blissoient : cependant la fiévre lente
n'avoit pas encore cessé, mais elle
diminuoit de jour en jour. Je fis
cesser l'usage des bouillons de raves : à leur place, on prenoit deux
fois par jour un bolus fait avec parties égales d'yeux d'écrevisses, d'antimoine diaphorétique & d'anti-
hectique de Poterius, avec le syrop
de capillaire, à la dose de deux
scrupules ; on buvoit par dessus un
verre de décoction de scolopendre
& d'hypéricum. A peine le malade fut-il dans cet usage que la
fiévre cessa ; il reprit peu à peu son

embonpoint, & les ulceres fe ci-
catriferent ; il finit de fe rétablir
par l'ufage du lait de vache, il fe
porta enfuite parfaitement bien.

TROISIÉME OBSERVATION.

Sur une Phthifie Vérolique.

Un jeune homme de trente ans,
dont la vie avoit été affez déréglée,
tomba pendant l'hyver de l'année
1749 dans une inappétance générale; il reffentit en même tems
de picotemens dans tout fon corps,
fur-tout vers l'épine du dos, &
fes digeftions étoient très-difficiles;
il fe forma des obftructions douloureufes dans le mezantere ; il
avoit des douleurs tantôt dans une
partie, tantôt dans une autre ; il
en reffentoit conftamment une dans
les cordons des vaiffeaux fperma-
tiques. Il fut réduit dans deux mois
à un tel point de maigreur, qu'il y
avoit lieu de craindre qu'il ne fup-
porteroit pas le moindre remede :

outre cela il lui furvint une petite fiévre qui annonçoit le dernier dé-gré de Phthifie. On fit du commencement quelque faignée , on donna quelque purgatif, on mit en ufage les fomentations émollientes fur l'abdomen , les demi bains domeftiques; des bouillons altérans , des tifanes , &c. On varioit ces remedes felon les différentes indications : mais rien ne foulagoit. Le malade voulut abfolument prendre du lait , je fus obligé de le lui permettre : dans peu de jours la fiévre augmenta , elle devint violente ; on ceffa l'ufage du lait , & je m'attachai à calmer la fiévre ; j'y reuffis : en peu de tems elle revint à fon premier point. Le peu de fuccès des remedes,& le prompt defféchement du malade , me firent foupçonner un virus vérolique ; il m'affura que cela ne fe pouvoit pas , & la bonne fanté de tous fes parens m'interdifoit tout foupçon fur un virus héréditaire. Cependant je tentai quelques frictions mercurielles, elles diminuerent bientôt tous les symptômes; e continuai l'usage du mercure, dont je ménageois les doses pour qu'il ne donnât pas de salivation; le malade guérit radicalement par ce secours, il jouit depuis ces remedes d'une santé ferme & assurée.

QUATRIÉME OBSERVATION.

Sur une Phthisie causee par une vérole héréditaire.

Je fus appellé en 1740 pour voir une femme âgée de 30 ans, d'un tempéramment bilieux, & d'une couleur plombée & étrangere; elle étoit affligée d'une douleur à la partie moyenne de la cuisse gauche. Le siége de cette douleur paroissoit être dans le périoste du femur : elle étoit supportable du commencement; mais on m'avertit quelque tems après, qu'elle faisoit des progrès vers la partie fupérieure de la cuiffe. Elle fe fixa enfin fur l'os facrum, d'où, fe répandant dans la cuiffe droite, elle intéreffa bientôt les côtes, les mufcles de la poitrine, & les omoplates ; de forte que la malade qui fouffroit beaucoup, & qui ne pouvoit refpirer que difficilement, perdit le fommeil, & tomba dans un dégoût général pour toutes fortes d'alimens.

Ces douleurs ne cauferent jamais de phlogofe extérieure, ni de rougeur ; cependant le poulx étoit fréquent, dur & élevé, & la chaleur affez vive. Je fis faire d'abord quelques faignées, qu'on proportionna au tempérament : on en foutint l'effet par le moyen des calmans, des tifanes émulfionnées & d'une diéte convénable. On tenoit les parties douloureufes humectées, tantôt avec la pommade divine, & tantôt avec le beaume tranquille & le camphre. Les douleurs devinrent moins généralement répandues,

Dès que j'apperçûs que l'irritation des folides avoit diminué, je donnai quelque purgatif avec tout le ménagement que les douleurs exigeoient. Ces remedes étoient d'autant plus indiqués, qu'il ne fe faifoit prefque plus de fécrétions dans le canal inteftinal, & que le ventre étoit devenu extrémement pareffeux, malgré les lavemens qu'on avoit foin de placer de tems en tems. Deux mois après, la malade fut fans fiévre, le fommeil fe rétablit, & le dégoût devint moins général ; mais les douleurs perfiftoient toujours à la cuiffe gauche, & vers l'os facrum.

La malade avoit accouché quelque tems avant fes douleurs : fon enfant mourut quelques jours après ; cependant fes couches avoient été heureufes, elle fe portoit au mieux ; la nature avoit repris fes voies ordinaires ; de forte qu'on n'avoit pas même de con-

jecture vrai-ſemblable pour ſe décider ſur la cauſe de ſon mal. Dans
cette incertitude, je jettai les yeux
ſur ſon tempéramment, ſur ſa couleur, ſur différents climats qu'elle
avoit habités, & par conſéquent
ſur de grands voyages qu'elle a-
voit faits. Tout cela me donna lieu
de ſoupçonner des tranſpirations in-
terceptées, & des engorgemens
dans les membranes; ce qui paroiſſoit indiqué, d'autant mieux
que les douleurs étant devenues
moins vives, tous les muſcles é-
toient encore douloureux. J'eus
recours au petit lait, où l'on faiſoit bouillir, au bain-marie, quelques écreviſſes rougies & écraſſées.
On prit enſuite le lait ſans demander conſeil; mais après quelques
jours de cet uſage, tous les ſymp-
tómes empirerent de nouveau.

Le retour & l'obſtination des
douleurs m'avoient déja fait ſoupçonner un virus vérolique; j'avois
queſtionné pluſieurs fois la malade,

de , elle ne m'avoit rien avoué ;
je perfiſtai dans mon opinion, elle
parla enfin , & elle en dit aſſez
pour ne pouvoir pas douter que
cette maladie ne fût l'effet d'un
virus vérolique héréditaire. J'eus
recours à quelques demi-bains domeſtiques , tant par rapport à la
tenſion des vaiſſeaux qui paroiſſoit
conſidérable , qu'au deſſéchement
de la peau. Ces bains parurent d'a-
bord ſoulager , mais ce ne fut pas
pour long-tems ; les douleurs revinrent le cinquiéme jour plus vives que jamais. Cependant je fis
faire quelques frictions mercurielles ; je laiſſois quatre jours d'intervalle de l'une à l'autre , & je n'employois à chacune que deux dragmes d'onguent , où il n'entroit
qu'un tiers de mercure. A la ſixiéme friction , le reméde commençoit de porter à la bouche , je le fis
ſuſpendre. Les douleurs étoient déja
ja devenues ſupportables ; ce n'é-
toit plus , de l'aveu de la mala-

de, qu'une pefanteur douloureufe. Comme on fe préparoit pour continuer les frictions, il fe préfenta des gens indifcrets qui la déterminerent à ne plus faire ce remede.

La nature étant ainfi livrée à elle-même, il furvint encore des gens qui promirent de guérir cette maladie, par l'application extérieure de certaines drogues qu'on ne nommoit pas; on s'y foumit: mais en peu de jours, les douleurs devinrent plus vives, & les forces en furent totalement abattues. La maigreur étoit déja extrême, la malade devint fort altérée, elle reffentoit un feu intérieur très-inquiétant, fon poulx étoit dur & fréquent, mais bien plus à certaines heures qu'à d'autres, & le ventre fe gonfloit de tems en tems; mais ce n'étoit que l'effet de l'irritation des membranes, devenues extrémement fenfibles par tant de fouffrances.

La malade fut, pour lors, bien fâchée de s'être laissée fasciner par des promesses vagues. Cependant elle tomba dans un autre erreur, elle voulut absolument aller à Bagneres : on y blâma ma conduite, & on décida, en consultation, qu'on devoit employer des remedes adoucissans & rafraîchissans, pour la préparer à prendre les eaux : mais cette médecine calmante la conduisit en moins de trois mois, à un calme éternel ; elle mourut dans le dernier degré de marasme.

CINQUIEME OBSERVATION.

Sur une Phthisie causée par des tumeurs schirreuses.

Une Dame qui avoit joui d'une santé à toute épreuve, accoucha, pour la troisiéme fois, pendant le printems de l'année 1733. Cet accouchement fut très-laborieux ; elle perdit assez abondamment dès

qu'elle eut accouché, mais quelques heures après la perte cessa
totalement; elle perdit absolument l'appétit, la fiévre fut bientôt de la partie, elle dura plusieurs jours; il s'ensuivit des vapeurs & des insomnies: il survint
par tout le corps de petites tumeurs schirreuses, sans douleur &
sans rougeur; en passant légére-
ment la main sur la peau, on
ressentoit un nombre d'inégalités
de la grosseur de petites grenail-
les; & il en étoit en divers endroits, au cou, par exemple, au
sein & aux cuisses, qui étoient
de la grosseur d'un œuf de pi-
geon.

Je fus appellé pour voir cette
malade pendant le mois de May
de l'année 1734. Je la trouvai dans
un triste état; elle touchoit presque au dernier degré de marasme; il étoit encore annoncé par
une petite fiévre lente & par des
sueurs nocturnes: cependant rien

n'indiquoit que fa poitrine fût af-
fectée. Je m'apperçus encore d'une
fuppuration très-lente dans quelques tumeurs du fein. Je ne fus
pas d'avis qu'on y appliquât de to-
pique. Je mis la malade, après
une petite purgation, à l'ufage des bouillons apéritifs, faits
avec quelques racines de cette
claffe, un nouët de faffran de
mars apéritif, quelques plantes
ameres & les cuiffes de deux gré-
nouilles; elle continua cet ufage
pendant près d'un mois. Après ces
bouillons elle prit tous les matins, pendant douze jours, huit
grains d'æthiops minéral dans la
conferve de rofes, elle buvoit par
deffus une taffe d'infufion de fu-
metere: ces remedes bornerent le
progrès de la maigreur, & quelques tumeurs fe diffiperent. Enhardi par ce petit fuccès, je fis donner quelques frictions mercurielles
qui réuffirent au mieux, toutes
les tumeurs difparoiffoient infen-

fiblement; au bout d'un mois & demi, à compter depuis le commencement des frictions, il n'en reſtoit que deux au ſein de la groſſeur d'un marron : j'y fis appliquer, pendant quelques jours, un peu de mercure éteint,& mêlé avec l'emplâtre diapalma ; elles parvinrent en peu de tems à une parfaite réſolution ; l'appétit ſe rétablit peu à peu, les ſecours ordinaires revinrent abondamment, ils n'avoient pas eu lieu depuis les couches, la maigreur diminuoit ſenſiblement, & la malade finit de ſe rétablir par le moyen du lait & d'une bonne nourrriture.

SIXIEME OBSERVATION.

Sur une Phthiſie occaſionée par une lépre héréditaire.

En 1743, une Dame âgée de vingt-cinq ans tomba (dans l'Amerique ſa patrie) dans une grande débilité de tous ſés membres,

& fur tout des jambes qui furent d'abord très - douloureufes ; elle avoit en même tems des inquiétudes & des infomnies. A cela fuccéda une tenfion douloureufe à la région épigaftrique & aux hipocondres : elle fe faifoit plus reffentir vers le cartilage xiphoïde qu'ailleurs. Tout l'abdomen fut quelques jours après couvert de taches violettes, de même que les extrémités inférieures qui furent bientôt couvertes de petites tumeurs dures & diftinctes les unes des autres ; ces parties devinrent prefqu'infenfibles.

La malade reffentoit depuis le commencement de petites douleurs aux lobules des oreilles, & il s'étoit formé une glande fchirreufe à une mammelle qui devint dans la fuite de la groffeur d'un œuf de poule. On fit pendant fix ans une grande quantité de différens remédes, on la mit enfin à la diette blanche qu'elle obferva

pendant ſix mois; elle auroit con-
tinué encore plus long-tems, s'il
n'étoit pas ſurvenu une fiévre continue qui dura un mois. La malade étoit déja ſi exténuée, qu'on dé-
ſeſpéra de ſa guériſon, à moins que
l'air de la France n'y pût quelque
choſe; dans cette confiance, elle
paſſa la mer & vint à Paris.

Dès que la malade fut arrivée
dans cette capitale, on la mit à
l'uſage d'une tiſanne ſcorbutique
qu'elle prit pendant un mois &
demi, elle prit enſuite le lait de
chevre pendant deux mois; mais
le mal alloit toujours en empirant.
Il ſe préſenta un charlatan qui (ſelon la coûtume de ces gens là)
promit d'abord une entiere guériſon; on s'y livra, & on prit deux
fois tous les jours pendant huit
mois d'une quinteſſence où le vitriol dominoit. Tous les ſymptômes de la maladie commencerent
à empirer dès les premiers jours
de ce pernicieux uſage; & à la fin

les yeux s'enflammerent avec des vives douleurs, la vue s'obscurcit, il se levoit sur les globes des yeux de petites pellicules qui se séparoient à mesure qu'il en venoit de nouvelles; le visage devint animé & couvert de boutons phlegmoneux; il se formoit des écailles sur ces boutons qui, en tombant, donnoient issue à une sérosité claire & mordicante: ces écailles se renouvelloient à mesure que la sérosité cessoit de suinter; les cartilages de la voute du nez s'affaisserent, & il couloit par les narines une liqueur purulente de très-mauvaise odeur; les levres devinrent extrémement grosses & se renverserent; les regles cesserent, & les jambes s'ulcérerent en plusieurs endroits.

A la vûe de tous ces accidens, le charlatan fut congédié; on se mit entre les mains d'un médecin, qui ordonna les eaux de Spa, & les bouillons de vipere: il survint à la fin de ces remedes, une fiévre continue qui dura un mois.

La malade réſiſta à cette fiévre: on lui perſuada de faire uſage de la boule des Evêques, elle en prit deux fois le jour pendant ſix ſemaines:elle vomiſſoit toutes les fois qu'elle en prenoit; ce remede l'echauffa extrémement. Pour la remettre, on lui fit quelque ſaignée, & on lui donna des calmans pour lui procurer le ſommeil qu'elle avoit totalement perdu. Elle avoit déja fait à Paris un ſéjour de deux ans, elle en partit très-accablée de foibleſſe & de maigreur; elle alla à Bagneres, où elle prit les eaux & les bains; de-là elle alla à Bareges, où elle en fit de même, & enfin elle ſe retira en Guienne au commencement de l'hyver 1750.

Je fus appellé pour voir cette malade quelques jours après ſon arrivée; je la trouvai extrémement maigre; elle avoit le viſage bouſſi, bourgeonné, écailleux, &

couvert presque en tous tems d'une sérosité blanchâtre; les lévres étoient grosses & renversées; mais en certains tems, plus qu'en d'autres; elle y ressentoit de vives cuissons, de même qu'à la langue, qui étoit couverte de boutons. Elle ne voyoit que très-peu : les globes des yeux étoient couverts d'écailles, il en revenoit toujours à mesure qu'il s'en séparoit; elle perdit enfin la vue. *Vultus denique horridus erat, ac qualis Satyrorum esse fingitur, deformabatur.*

Les extrémités étoient couvertes de taches noirâtres & écailleuses : & en passant la main sur le corps, on trouvoit par tout la peau écailleuse & inégalement grossiere & dure. On y distinguoit encore une infinité de tumeurs dures & grosses comme des noisettes, ici comme de gros marrons, & ailleurs comme de petits œufs : cependant il n'y avoit rien qui in-

diquât des vices dans les viſceres ;
& la malade mangeoit avec goût.
Les extrémités ſe gonfloient de tems
en tems, elles étoient preſque ſans
ſentiment, & les ulceres des jambes ſuppuroient toujours.

Je déſeſpérai d'abord de la malade ; elle m'avoua que ſa maladie
étoit héréditaire dans ſa famille. Les
remedes des charlatans l'auroient
rendue incurable, quand bien même elle ne l'auroit pas été d'ailleurs.
Je me contentai de lui faire prendre une tiſane calmante & vulné-
raire : deux mois après ſon arrivée,
il ſurvint une fiévre intermittente
irréguliere. Le Chirurgien qui la
voyoit lui fit prendre du quinquina ; ce remede rapprochoit les accès, la fiévre alloit devenir continue : on m'appella, je m'attachai
aux delayans, aux amers, & je pla-
çois de loin en loin quelque verre
de tiſanne laxative : la fiévre céda. Un habile médecin conſeilla
d'eſſayer quelque friction mercu-

rielle ; tout fut inutile. Il y eut
encore des retours de fiévre : la
malade étoit au dernier degré de
marafme, fon corps n'étoit plus
qu'un fquelette, elle mourut un an
& demi après qu'elle fut arrivée en
province.

SEPTIÉME OBSERVATION.

Sur une Phthifie caufée par des dou-
leurs à la région épigaflrique & des
obfruEtions au foie.

En 1746 , une fille de dix-huit
ans, qui avoit été jufqu'alors affez robufte & bien conftituée, reffentit au commencement de l'hyver de légeres douleurs à la région épigaftrique vers l'hypocondre gauche ; ces douleurs s'accru-
rent infenfiblement : il furvint un
petit vomiffement qui avoit toujours lieu quelque tems après avoir
mangé ; ce vomiffement dura d'a-
bord près d'un mois : on donna
quelques remedes , on fufpendit

cet accident, mais en peu de jours il revint auffi fréquent qu'auparavant : trois femaines après il ceffa de lui-même fans remedes. Il reftoit toujours une douleur à l'épigaftre, la malade étoit conftipée, fes urines étoient dans l'état naturel, elle mangeoit affez, fes digeftions étoient pénibles & difficiles, elle fouffroit plus alors de fa douleur que quand l'eftomach étoit libre ; elle avoit déja fort maigri.

Le vomiffement revint encore fix mois après que la feconde attaque eût ceffé, les regles ne couloient plus, les douleurs augmentoient toujours, la malade perdit enfin le fommeil, & manquant de forces pour fe foutenir, elle fut obligée de garder le lit. On m'appella dans cet état ; je trouvai une tenfion confidérable aux hypocondres avec une petite fiévre ; la peau étoit feche & d'une couleur extrémement pâle. Je fis faire une faignée au bras & des fomenta-

tions émollientes fur l'abdomen :
on fervoit des lavemens avec la même décoction, on donnoit fouvent
des narcotiques le foir. La tenfion
& les douleurs diminuerent ; mais
le vomiffement perfiftoit toujours.
Je fis faire une autre faignée, & je
continuai les fomentations; le ventre
fe ramollit, excepté vers la région
du foie. Je faifis ce moment pour
tâcher d'arrêter le vomiffement ;
j'ordonnai une potion avec quatre
onces d'eau de menthe, une once de fuc de limons, & quinze
grains de fel d'abfinte ; on en prenoit deux cuilerées dans les intervalles des bouillons : le vomiffement diminua, & il ceffa le troifiéme jour de cet ufage. Je **fis**
prendre enfuite demi once de pulpe de caffe dans l'infufion d'une
dragme de rhubarbe, on réitéra
ce remede trois heures après ; la
malade en fut purgée : j'en fis encore prendre le lendemain une
prife, il fit bien fon effet.

Il n'étoit pas commode de continuer long-tems les fomentations, c'étoit en hyver; on fit à leur place des embrocations avec l'huile rofat & celle de lys, on prenoit en même tems trois verres par jour d'une tifane apéritive & amere; on continua pendant huit jours, on réitéra le purgatif avec la caffe & la rhubarbe; le vomiffement revint malgré ces remedes : la potion avec l'eau de menthe , &c. le fit ceffer dans trois jours. On continuoit toujours les embrocations , je repurgeai quelques jours après , & je faifois prendre de tems en tems par précaution quelque cueillerée de potion : le vomiffement revenoit quelquefois; mais il étoit moins confidérable , & il ceffoit dans un jour, enfuite dans demie journée, & enfin il ne revint plus. On continuoit la tifane : Mais la fiévre n'ayant plus lieu que quelquefois dans la nuit, je fis fufpendre tous les remedes, pour tenter ce que pourroit la nature.

Huit jours après les douleurs étoient peu de chofe , mais le foie étoit confidérablement gon-flé ; la malade n'alloit pas du ven-tre. Je la purgeai avec la caffe & le rhubarbe , je la mis enfuite à l'ufage d'une opiate , compofée avec la gomme ammoniac , les clo-portes , le mercure doux , la racine d'énula - campana , la poudre de gaïac , les yeux d'écreviffes & quel-ques grains de rhubarbe par prife , avec le fyrop de cinq racines apé-ritives : elle en prenoit deux fcrupu-les le matin & autant le foir , & bu-voit par deffus un verre de tifane compofée de chiendent , de fcolo-pendre , & de bourrache. Après vingt jours de cet ufage , les fe-cours périodiques reparurent , & tous les accidens cefferent à l'ex-ception du gonflement du foie qui étoit toujours confidérable , mais fans douleur.

Cependant la maigreur ne dimi-

nuoit pas, au contraire ell esem-
bloit augmenter, c'étoientles embarras du foie qui s'oppofoient à
l'entier rétabliffement de la malade : je la déterminai à fe faire faire
quelques légeres frictions mercurielles fur l'hypocondre droit ; elles
réuffirent au mieux, le foie revint dans fon état naturel, & elle
fe rétablit parfaitement bien ; il y
a trois ans qu'elle jouit d'une fanté parfaite.

HUITIÉME OBSERVATION.

Suite de l'obfervation précédente.

Les filles & les femmes font fouvent attaquées dans ce pays de
phthifies, caufées par des obftructions dans les vifceres du bas-ventre ; mais je n'ai pas vû ces maladies ainfi fréquentes que depuis
trois ans ; je pourrois rapporter,
depuis ce tems là , un nombre
d'obfervations femblables à la précédente. Les malades qui ont été

secourues à tems, font toutes guéries par la même méthode dont
je me fuis fervi dans la maladie
dont je viens de faire le narré ; &
celles qui ont été négligées , font
mortes hydropiques.

Neuviéme Observation.

Sur une Phthifie nerveufe.

Une Dame de Flandre, d'une
famille diftinguée parmi la nobleffe
de cette contrée, âgée de cinquante ans, d'un tempérament affez robufte, vint faire un voyage en ce
pays, il y a environ cinq ans. Elle
fut très-incommodée dans fa route: plufieurs accès de fiévre l'o-
bligerent de faire un féjour confidérable à trente lieues de l'endroit
où elle devoit fe rendre. Dès qu'elle fe crut entierement remife, elle
continua fon voyage ; mais étant
arrivée à fa deftination, elle fe trouva très-fatiguée : elle ne mangeoit
que peu depuis quelques jours , &

fon eſtomach ne faiſoit plus que des digeſtions imparfaites : elle maigriſ-ſoit à vue, & elle étoit preſque deſ-féchée; lorſqu'elle s'apperçut, quel-que tems après, que ſes jambes devenoient œdémateuſes; en peu de jours les jambes & les cuiſſes furent très-gorgées. Elle appella un médecin, qui lui ordonna des ti-ſanes diurétiques & des purgatifs violeńs : à peine en-eut elle uſé quatre jours, qu'il ſurvint une pe-tite fiévre & des foibleſſes fréquen-tes; l'hydropiſie augmentoit, le ventre étoit tendu; mais il n'y a-voit pas encore, dans ſa cavité, des ſeroſités épenchées. On me de-manda du ſecours, & je fus ſurpris de la grande maigreur du thorax & des extrémités ſupérieures; tout le reſte du corps étoit œdemateux.

J'attribuai la cauſe de ces acci-dens à un vice de l'eſtomach, qui dépendoit d'un relâchement de ce viſcere; d'autant mieux que dès qu'on avoit pris du bouillon, on

y reſſentoit un poids qui duroit
pluſieurs heures , & que les excré-
mens , qu'on rendoit quelque tems
après avoir pris le bouillon ou autre nourriture , n'étoient pas à demi digérés. Je fis d'abord faire
uſage d'une tiſane avec la ſcolopendre , la fumeterre , & le petit
chêne ; on en buvoit trois verres
par jour , le matin, à midi & le ſoir;
& immédiatement avant les priſes
du matin & du ſoir , on prenoit la
poudre ſuivante.

Prenez caſſis , racine d'arum ,
petite ſauge , roſes rouges , de chacun huit grains ; canelle & ſaffran
oriental , le tout en poudre , de
chacun quatre grains, pour une priſe.

Dès le cinquiéme jour de cet
uſage , cette Dame s'apperçut que
ſes digeſtions commençoient à ſe
rétablir ; dans huit jours elle eut appétit : à meſure que les fonctions
de l'eſtomach ſe rétabliſſoient ,
l'hydropiſie ſe diſſipoit. Elle continua ſans interruption l'uſage de

ces remedes , pendant près d'un mois ; elle n'eut pas befoin d'autre fecours : cependant elle en reprenoit quelque prife de tems en tems , & elle fut en état, deux mois après , de s'en retourner en Flandre , où elle a joui jufqu'à préfent d'une fanté parfaite.

Dixiéme Observation.

Sur une Phthifie nerveufe.

Un Enfant unique , d'une maifon de qualité , étant à la mammelle , avoit de tems en tems de petites fiévres & des flux de ventre : les vers étoient la caufe de ces accidens , difoit-on, comme il eft d'ufage chez le peuple dans toutes les maladies des enfans: on donnoit des vermifuges & des purgatifs affez fréquens, c'eft la méthode ordinaire. Cependant cet enfant chéri, qui faifoit les plus belles efpérances de fa famille, étoit fouvent attaqué de ces accidens , il

maigriſſoit à vûe, & l'on n'accu-
ſoit jamais que les vers, d'autant
mieux qu'il en rendoit quelqu'uns
de tems en tems; cela donnoit encore occaſion à redoubler les vermifuges & les purgatifs.

Cependant la fiévre devint continue, elle dégénéra en fiévre lente; le flux de ventre, qui auparavant n'avoit lieu que de tems en
tems, ne difcontinuoit prefque
plus. Je fus appellé à l'abfence du
médecin ordinaire; je foupçonnai
d'abord un vice général dans les
liquides, & un relâchement confidérable du ventricule. Cet enfant
mangeoit, je craignois qu'on ne
lui donnât trop de nourriture ou des
chofes nuifibles: il étoit d'une maigreur extraordinaire; cependant la
nourrice me paroiffoit bien conftituée. Je fufpendis mon jugement
fur fon compte, jufqu'à ce que je
ferois inftruit de fes mœurs, & de
fa façon de vivre: je fis prendre,
en attendant, quelque abforbant,

dans quelque cueillerée de teinture
de rhubarbe & de mirobolans ; ces
remedes sembloient rétablir un peu
l'estomach, & diminuer les autres
symptômes : mais l'enfant revint
bien-tôt dans le même état. On
m'apprit que la nourrice étoit extrémement emportée, & que ses
violences étoient fréquentes, qu'elle étoient passionnée, &c. J'examinai son lait, il n'avoit presque pas
de consistance, il n'étoit pas de la
couleur, ni du goût ordinaire :
c'étoit là la véritable cause de la
perte de cet enfant, il ne m'en fa-
lut pas davantage pour faire congé-
dier cette nourrice.

Je crus que le lait ne pourroit que se corrompre dans un estomach si dérangé, & dans un sang
déja corrompu ; l'enfant avoit près
de deux ans ; & comme il étoit accoutumé à manger, je conseillai de
ne lui donner plus de lait. Il ne se
trouvoit pas plus mal de ce régime ; un mois après, au contraire,

il

il n'avoit presque plus de fiévre , &
les autres symptômes s'étoient cal-
més ; mais le public, qui décide toujours en médecine, exigea qu'on lui
donnât une nourrice, on le fit : bientôt après la fiévre & les autres symptômes empirerent & il mourut entierement desséché.

ONZIÉME OBSERVATION.

*Sur une Phthisie nerveuse occasionnée
par un cuir de Bœuf.*

Un jeune homme , âgé de 17
ans , travaillant dans une tannerie ,
à la premiere préparation du cuir
frais d'un bœuf qui étoit mort depuis peu du charbon , s'apperçut
qu'il lui survenoit une petite tumeur à la partie moyenne de l'a-
vant-bras ; il n'y fit pas d'abord grande attention , parce qu'il n'en souffroit pas. Cependant cette tumeur
faisoit des progrès, elle devint considérable , & dans trois jours tout
le bras fut exrrémement enflé , y

comprenant les doigts, la main &
l'épaule : mais cette enflure n'étoit
pas douloureuse ; on appella un
Chirurgien qui la guérit en peu de
jours.

A peine ce fût-on apperçu de cet
accident, que le malade ressentit
une soif extraordinaire, qui a duré
jusqu'à sa mort, il commença d'a-
bord de maigrir, il devint fort af-
famé, il se déclara un flux conside-
rable, une douleur de tête continuelle & des insomnies fréquentes ;
le malade a resté dans cet état pendant cinq ans, il n'a jamais gardé le
lit, il ne toussoit pas, il se prome-
noit toujours ; mais la maigreur
étant parvenue à son dernier pério-
de, il lui survint une fiévre lente
& sa vie s'éclipsa comme la flamme
d'une chandelle qui manque de
nourriture. Le malade est mort en
cette ville cet hyver dernier 1751
sans avoir jamais fait d'autres remédes que ceux qu'on a employé pour
le guérir de la tumeur.

DOUZIÉME OBSERVATION.

Sur une Phthifie nerveufe.

Il arriva en cette ville, (Nerac) pendant le printems de l'année1748, un jeune Gentilhomme Anglois qui touchoit déja au dernier dégré de Phthifie ; il étoit d'une grande foibleffe dans tout fon corps, il mangeoit très-peu, il étoit fatigué en tout tems par une grande oppref-fion qui augmentoit de tems en tems, comme par périodes ; on l'auroit prife pour des attaques d'afthme convulfifs ; il touffoit pour lors jufqu'à étouffer;il avoit grande peine à cracher ; quand il crachoit, il rendoit des crachats extrémement gluans ; & il avoit, par tems, une petite fiévre.

Cet Anglois portoit avec lui fes remédes, il prenoit tous les matins une cuillerée de firop d'ail, com-pofé avec une once & demi d'ail bouilli,deux onces de gomme am-

moniac, & une livre de sucre can-
di ; il montoit à cheval deux fois
par jour, il alloit à un quart de lieue,
à demi lieue, & plus loin, selon que
ses forces le permettoient ; il prit
ensuite le bouillon de vipére, de la
composition de Mr Helvétius, tom.
premier, p. 102. Se trouvant enfin
de beaucoup mieux, après cinq
mois de séjour, il s'en alla dans le
Languedoc, ensuite à Paris, &
nous apprîmes en peu de tems qu'il
étoit totalemont guéri.

Il arriva un accident à ce jeune
Seigneur, comme il se remettoit
sensiblement de sa maladie, auquel accident ses compatriotes,
qui étoient en France, attribuerent
son entier rétablissement ; le voici.

Ce convalescent désiroit ardem-
ment voir une chasse que le Roi devoit faire, il se crût en état de suivre
le cortége, il monta à cheval : il fit,
étant en chasse, une chûte fort rude, il en resta sur la place sans
mouvement & sans parole ; on le

crut mort, on le porta dans la maifon la plus prochaine, on le faigna,
il fe remit quelques heures après,
dans peu de jours fes forces furent
totalement rétablies, & il reprit
d'abord, comme par miracle, fon
ancien embonpoint, dont il a joui
jufqu'aujourd'hui fans interruption.

TREIZIÉME OBSERVATION.

Sur une Phthifie nerveufe caufée par
des habitudes impures.

Un jeune homme de trente ans,
s'étoit tellement livré, depuis l'âge
de dix-huit ans, à des commerces
impurs, qu'étant follicité pour fe
marier, il vint me trouver pour me
confulter fur un écoulement fréquent & involontaire de femence
qui fe faifoit prefque fans érec-
tion & fans qu'il le fentît ; cette matiere étoit fort liquide, il lui
furvenoit fouvent des fourmillemens à l'épine du dos qui fe répan-
doient dans tout le corps ; il man-

geoit & il dormoit à son ordinaire ; cependant il étoit essoufflé au moindre exercice qu'il faisoit ; il me pria de le sortir de cet état, il avoit raison de le craindre, c'étoit un commencement de Phthisie qui l'auroit infailliblement conduit au tombeau.

Je le purgeai d'abord avec l'eau de casse, & je lui ordonnai l'usage des bouillons de tortue & d'écrevisse avec la chicorée sauvage, la laitue, la sanicle & la scolopendre ; il les prit pendant trois semaines.

Et enfin il usa pendant quinze jours d'une dragme chaque matin de l'opiate suivante.

Prenez semences de laitue & de plantain de chacun trois dragmes, deux dragmes de blanc de balaine, & demi once de conserve de roses, on prenoit par-dessus une tasse d'infusion de coquelico. Pendant les derniers douze jours, on enveloppoit pendant la nuit les parties, & l'on couvroit les aines de compresses trempées dans une décoction de pignons de graine de chanvre broyées & écrafées, & de feuilles de creffon & de fenoüil ; le malade fut remis par le moyen de ces remédes dans l'état naturel ; & l'ufage du lait de chevre diffipa fa maigreur.

Je recommandai dès le commencement de s'abftenir de toutes fortes d'alimens qui pourroient l'échauffer & furtout des falures, & d'épiceries, de ne s'occuper qu'à des chofes entierement oppofées à fes mauvaifes habitudes, & de faire toujours quelqu'exercice moderé. Ce malade fût en moins de quatre mois en état de fe marier, & depuis un an qu'il a fait ces remédes il n'a plus reffenti la moindre de ces incommodités.

ARTICLE IV.

Reflexion fur les caufes des Phthifies dorfales ou nerveufes.

LEs Phthifies dorfales & nerveufes, ont toujours pour caufe immediate, des embarras ou des déran-

gemens dans les nerfs ou dans leurs
principes ; ou des vices dans les liquides qu'ils contiennent dans leurs
calibres.

Les embarras dans le principe
des nerfs , peuvent être caufés ,
par tout ce qui peut être en état de
former des congeftions & des en-
gorgemems dans le cerveau &
dans la moëlle de l'épine , & de faire obftacle à la libre progreffion du
fuc nerveux.

Les embarras dans les diftributions des nerfs , ou pour mieux dire
dans les filets nerveux proviennent
des nerfs eux·mêmes ou de leur fuc
dépravé. Si les nerfs déclinent d'un
état naturel par quelque caufe que
ce foit, la progreffion de leur fuc
en fera retardée , interrompue ou
trop précipitée; la nutrition des folides ne fçauroit fe faire exactement,
car elle depend des offilations naturelles , unies , & égales du fyftême
nerveux: les principales fonctions
déclineront bien-tôt & ne tarderont

pas à fournir des signes essentiels de la Phthisie nerveuse, qui n'est que trop souvent la suite de ces derangemens.

Le suc nerveux dans l'état naturel, est un liquide huileux & très-divisé, qui nourrit les nerfs, entretient leur souplesse & la liberté de leurs oscillations. Ce liquide n'est autre chose qu'une lymphe parvenue à ses dernieres préparations, & devenue différente de la lymphe des vaisseaux par sa ténuité, & en ce qu'elle ne durcit pas au feu comme celle là : elle s'évapore au contraire quand elle est échauffée ; il n'est pas surprenant ; puisque la matiere en est fournie par les arteres carotides & vertébrales, dont le sang est de beaucoup plus subtil & plus divisé que celui des autres vaisseaux. D'ailleurs la nature qui est admirable dans toutes ses operations, paroît encore plus admirable dans la préparation du suc nerveux, que dans toutes les autres sécrétions, par

l'infinité des moyens dont elle se
sert pour les perfectioner.

Cependant quelles que soient les
précautions que la nature prend
pour perfectioner le suc nerveux,
elle ne peut pas l'empêcher de dégénerer quand les liquides d'où il
provient sont pervertis ? c'est une
conséquence analisée par cet axio-
me certain, *principiatum debet redc-
lere naturam principii.*

Tout dégénere à mesure que le
suc nerveux se déprave, & que les
nerfs dégénerent eux-mêmes: il n'est
donc pas surprenant qu'il survienne
des Phthisies nerveuses à la suite des vapeurs histériques, des
écrouelles, de la lépre, de la vérole, &c. & de l'abus de six choses
non naturelles.

ARTICLE V.

Réflexion sur la cure des Phthisies dor-
sales & nerveuses.

LEs Phthisies dorsales & nerveuses symptômatiques exigent d'a-
bord les mêmes remédes qui conviennent à la maladie principale qui
les a causées ; la Phthisie rapportée
dans la premiere observation, qui
provenoit de vapeurs hystériques
fut guérie par des remédes hystériques , & ensuite par des apéritifs ;
celle qui est rapportée dans la seconde observation, étoit causée par
un virus écrouelleux , fomentée &
accrue par le pus de plusieurs ulcéres de cette nature ; elle fut guérie
par des remédes resolutifs, adoucissans, absorbans, diaphoritiques,&c.
tous propres à rétablir la masse des
liqueurs , à borner le progrès du
virus, & à concourir à cicatriser les
ulcéres. Celles enfin qui prove-
C vj

noient d'obftructions , de la vérole &c. furent guéries par des apéritifs, par des antivéneriens &c. C'eft-là une regle générale dont il n'eft pas permis de s'écarter dans la pratique de la Médecine.

Il arrive fouvent que la caufe de la maladie principale étant détruite, le genre nerveux refte encore affecté , & que la Phthifie perfifte ; ce refte de Phthifie pourroit faire des progrès. Il eft dans ce cas-là néceffaire de changer de méthode & de la traiter comme Phthifie nerveufe effentielle.

Les indications curatives des Phthifies dorfales & nerveufes effentielles, préfentent d'abord des obftructions à détruire , des tenfions & des roideurs dans les folides à diffiper , & des vices du fuc nerveux à réparer.

On détruit les obftructions des nerfs par les refolutifs , par les incicifs , & les apéritifs ; on remédie à leurs tenfions & à leurs roideurs

par les émolliens & les humectans ;
on répare les vices du fuc nerveux
par une diéte exacte & convenable; on finit la cure par des remédes abforbans & diaphoritiques, & .
l'exercice eft néceffaire dans tous
les tems de cette maladie ; on le
verra plus bas.

Tous les apéritifs ne conviennent pas dans les maladies des
nerfs , il faut éviter exactement
ceux qui pourroient irriter leurs
fibres comme le fer ; le mercure
feroit auffi nuifible dans les Phthifies effentielles. On doit fe fervir
des gommes incifives, refolutives
& apéritives, & du fuc ou de la décoction des plantes qui ont la même
vertu.

C'étoit-là la méthode d'Hypocrate ; il recommandoit dans cette
maladie les poireaux , le celeri,
la rhüe, la menthe, &c. Ce fçavant
Médecin n'auroit-il pas encore eu
en vue, en fe fervant de ces plantes, d'inonder le genre nerveux,

tant dans fes calibres qu'au dehors de leurs parties odorantes, & de rétablir par-là les offillations naturelles des fibres nerveufes. Cette idée curative paroît digne de la fagacité de ce grand homme ; car les immenfes divifions des corps odorans, & les effets que font les divifions fur les organes de l'odorat, préviennent affez de l'effet qu'elles peuvent faire fur tout le fyftême des nerfs.

Hypocrate ne s'en tenoit pas à ce feul fecours pour rétablir la foupleffe des nerfs : il employoit par intervalles, des fomentations, il procuroit la liberté du ventre avec le fuc de choux & de bêtes, où il mêloit du miel ; il portoit fon exactitude jufqu'à prefcrire les alimens qu'on devoit prendre, & ayant toujours en vue de rétablir le ton naturel du genre nerveux, il faifoit ufer de tems en tems de pain fait avec la farine, l'eau & l'huile. Il fecondoit cette fage pratique, par l'exercice ; les nerfs fe trouvoient par ce moyen raffermis,en état d'af-fujettir ce qui faifoit obftacle à leurs fonctions , & d'épurer la maffe des liqueurs par une tranfpiration fou-tenue.

L'exercice qu'Hypocrate faifoit faire à fes Phthifiques confiftoit en promenades & en de petits voya-ges ; dès le commencement de la maladie, il faifoit faire jufqu'à vingt ftades , il augmentoit tous les jours de cinq , & enfin les voyages qui étoient le plus près de la guérifon , (qu'on obtenoit ordinairement dans un an) étoient de cent cinquante ftades par jour. Ces marches fe fai-foient en divers tems de la jour-née ; on en faifoit le matin, l'après-midi , & après fouper. Hypocrate choififfoit fçavamment le tems & les momens où les organes des digeftions devoient être follicités pour recevoir des alimens, & ceux où ils devoient être fecondés pour les digerer.

Plusieurs auteurs, depuis l'école des Grecs, ont approfondi l'utilité de l'exercice dans les Phthisies : cela fait que je ne m'étendrai pas ici sur ce sujet ; je me contenterai de rappeller que ce secours a eu dans tous les tems, un si grand succès, qu'on peut le regarder comme le principal reméde de ces maladies. Les Anglois Phthisiques qui passent en France pour y voyager y guérissent presque tous par ce moyen ; d'ailleurs étant nouveaux hôtes dans un pays où les usages sont différents de ceux de leur patrie, ils se font à ces usages, ils quittent leurs anciennes habitudes, ils respirent un autre air ; tout cela contribue puissamment à leur guérison.

Quand les malades ne peuvent pas voyager comme le Phthisique de la seconde observation, qui n'auroit sçu marcher n'y se tenir à cheval par rapport aux ulcéres du pied, & qui n'étoit pas en état d'avoir

un équipage; ou quand l'exercice
ne les fait pas affez tranfpirer, il eft
néceffaire d'avoir recours aux abforbans & aux diaphoritiques; mais
il faut, avant d'employer ces remédes, que les folides ayent affez de
foupleffe pour ne pas s'oppofer à
leur effet, autrement ils feroient
plutôt nuifibles que falutaires.
Voyez mon livre fur les promptes
variations de l'air, *Chap. XVI.*

SECTION SECONDE.

ARTICLE I.

Remarques fur la Pulmonie en général.

LA Pulmonie eft caufée par des
tubercules dans les Poumons,
ou par des matiéres âcres & abondantes qui rempliffent & déchirent
les veficules de ce vifcere, ou
enfin par la rupture, ou l'érofion
de fes vaiffeaux qui y caufent des
ulcéres.

ARTICLE II.

Il y a dans les Poumons deux diffé-
rentes efpéces de Tubercules.

ON a obfervé deux différentes
efpéces de Tubercules ; les
uns font crus & de nature à ne jamais fuppurer ; les autres fuppurent
& forment des ulcéres. De quelle
nature que foient les Tubercules,
ils conduifent à la Phthifie quand
ils ne font pas diffipés à tems.

ARTICLE III.

Remarques fur les Tubercules qui ne
fuppurent pas.

LEs Tubercules qui ne fuppurent pas, pullulent extrémem-
ment, les Poumons s'en farciffent ;
ces malades font fans ceffe fatigués
par une toux féche, ils fe deffe-
chent peu à peu, ils ne refpirent
qu'avec peine ; cette difficulté de
refpirer augmente infenfiblement,

& l'on étouffe ; il n'y a pas ordinairement dans ces fortes de Phthifies,
de fiévre caractérifée. Gallien a vu
cracher à un homme, de ces Tubercules, de la grandeur de grains de
veffe. Sennert rapporte qu'un Pro-
feffeur de Wittemberg rejetta également par les crachats de petites
boules blanches & dures, & qu'il
mourut phthifique. Pour moi, j'ai
guéri un Prêtre auquel il reftoit des
fignes de phthifie, après avoir rendu en différens tems par les crachats deux corps durs pétrifiés &
couverts de pus ; ces corps étoient
longs d'un pouce fur huit lignes de
circonférence ; je détaillerai plus
bas cette obfervation.

ARTICLE IV.

Remarques fur les Tubercules qui
fuppurent.

IL y a deux efpéces de Tubercules qui fuppurent ; les uns font
grands & les autres font petits : les

grands ſont ceux qu'on appelle vo-
mique des Poumons; c'eſt-à-dire,
des abſcès conſidérables dans la
ſubſtance de ce viſcere. Il eſt des
malades qui n'ont qu'un de ces abſcès, & d'autres en ont pluſieurs,
comme l'on peut voir par la ſeconde obſervation de cette ſection.
Ces tumeurs ſe forment ſouvent
ſans qu'il y ait des ſignes aſſurés
qui les faſſent connoître, elles crevent tout-à-coup: le pus qui s'en
répand inonde les bronches, il ferme le paſſage de l'air, & le malade
ſuffoque: à moins que l'abſcès ne
ſoit petit, ou que le malade ne
ſoit aſſez robuſte pour réſiſter à cette attaque; pour lors le pus eſt
pris à différentes repriſes par les
bronches pour être rendu par la
voye des crachats: ſi l'on rend l'abſcès & que l'ulcére ne ſe cicatriſe
pas dans quarante jours (on le connoît en ce qu'on continue de cracher du pus après ce tems) on
tombe dans la Phthiſie, c'eſt le ſentiment d'Hypocrate.

Les petits Tubercules pullulent beaucoup, les Poumons en sont souvent farcis ; avant qu'ils ne suppurent, on les appelle crus, ils causent même en se formant une petite toux séche, qui augmente insensiblement à mesure qu'ils grossissent, & qu'ils se multiplient ; cependant une toux séche peut avoir lieu sans qu'elle soit causée par des Tubercules ; celle-ci n'est pas de durée ; au lieu que celle qui provient de Tubercules, dure toujours, & change de nature selon les différens états des Tubercules.

Pendant tout le temps que les Tubercules font crus, ils occasionnent une petite douleur à la poitrine : quand les Poumons en sont farcis, les glandes & les vaisseaux de ce viscere en sont comprimés. La lymphe s'échappe par les pores, les lymphatiques s'entrouvrent, la toux devient humide, le malade maigrit, & il survient une petite fiévre. On a toujours un peu de fiévre dès le commencement de la pulmonie ; mais on ne s'en apperçoit pas, parcequ'elle n'eſt pas conſidérable; dès qu'elle le devient, on touche au ſecond degré de Phthiſie.

On eſt au ſecond degré de Phthiſie, dès que les Tubercules s'enflamment, que la fiévre s'allume, & qu'elle devient continue; on a des chaleurs inquiétantes, la toux eſt violente, il ſurvient des ſueurs nocturnes, colliquatives, les Tubercules crevent, chacun d'eux forme un ulcére, on rend des crachats purulens & en abondance, ces crachats ſont quelquefois ſanguinolens, le ſang ſe corrompt peu-à-peu, la fiévre devient putride : de-là des diarrhées, des hydropiſies&c.qui conduiſent bientôt au troiſiéme dégré de Phthiſie qui eſt le dernier dégré de maraſme, & un état où il n'y a plus d'eſpoir de guériſon.

ARTICLE V.

Contenant des Observations sur la Pulmonie, causée par des Tubercules.

PREMIERE OBSERVATION.

Sur une Pulmonie causée par des corps durs, engendrés dans les Poumons.

UN Prêtre, d'une maison distinguée, âgé de vingt-huit ans, qui n'avoit jamais ressenti la moindre incommodité, fut saisi tout-à-coup d'une fiévre quotidienne peu considérable, elle le prenoit du commencement, par froid, c'étoit dans les premiers jours du Carême de l'année 1748. Comme la fiévre n'étoit pas grande, on la négligea, mais elle dégénera en fiévre lente. Environ un mois après (à compter du premier accès de fiévre), il sentit un petit poids dans la poitrine qui gênoit la respiration ; il fit des efforts pour tousser dans l'espérance de rejetter

la cauſe de cette peſanteur ; mais
cela lui fut inutile ; il s'enſuivit une
toux ſéche qui ſe ſoutint pendant
plus de trois mois. On lui fit prendre le lait coupé avec une décoction d'orge qui lui cauſa un flux de
ventre ; on changea de reméde , on
prit les eaux de Cauterets. La toux
devenoit tous le jours plus fâcheuſe,
& les crachats de lymphatiques
qu'ils étoient , parurent teints de
ſang : le malade en fût allarmé ;
mais ſon allarme fut bien plus conſidérable quelques jours après ,
faiſant des efforts pour cracher , il
rendit un bouchon dur comme de
la corne. (C'eſt ſon expreſſion)
long de près d'un pouce , ſur huit
lignes de circonférence ; ce corps
étranger étoit couvert de pus. La
toux augmenta, il ſurvint de vives
douleurs de poitrine , & le malade
rendoit tous les matins , à la ſuite
de la toux , quantité d'eaux rougeâtres qui devinrent blanches en
peu de jours, cela dura pendant

un

un mois; on reprit les eaux de Cauterets, la toux n'en fut pas moins
violente, on cracha encore du fang,
la refpiration étoit gênée de plus
en plus, jufqu'à ce qu'à la fuite
d'une grande toux on eût rendu un
autre bouchon de la même nature & de la même grandeur que
le premier. Il furvint après les mêmes fymptômes qu'auparavant,
mais ils durerent moins; la toux
diminua confidérablement, cependant elle avoit toujours lieu, les
crachats étoient purulens, il reftoit
une fiévre lente, & une douleur à
la poitrine & entre les omoplates;
on avoit déja défefpéré de la guérifon de cette maladie; cependant
le malade vint me confulter (je ne
l'avois pas encore vu), je le raffu-
rai & je lui fis les remédes fuivans.

Quoique le malade fût déja très-
maigre, je lui fis tirer de l'un des
bras, huit onces de fang : je le purgeai le lendemain, avec deux on-

D

ces de manne, & je le mis tout de
suite à l'usage d'une tisane vulné-
raire & pectorale; elle étoit composée avec le lierre terrestre, la
pulmonaire, les sommités fleuries
d'hypéricum, la bourrache & la
scolopendre; il en prenoit trois ou
quatre gobelets par jour; les crachats blanchirent un peu dans
quinze jours: J'ajoutai ensuite à la
tisane, un tiers de décoction de
sarsepareille; & comme il paroif-
soit encore quelque peu de sang
avec les crachats, je fis prendre
tous les matins pendant près d'un
mois, une opiate composée avec
dix grains de poudre de racine d'année, autant de pierre hæmatite,
quatre goutes du baume du Perou
liquide, & le syrop de capillaire,
je purgeai encore une fois. Quand
on eut fini l'usage de l'opiate, je
ne donnai pour tout reméde qu'une
tisane avec le lierre terrestre, & les
sommités d'hypéricum: la toux,
la fiévre, & la douleur de poitrine

difparurent ; le malade (qui avoit refté au voifinage de Nerac , pour que je le viffe plus commodément pendant qu'il uferoit de mes remédes) s'en retourna chez lui comme affuré de fa guérifon.

Près de trois mois après il furvint une nouvelle allarme ; le malade fentoit une gêne dans la refpiration, je crus d'abord que c'étoit l'effet d'un gonflement des cicatrices ; & comme il n'avoit plus de fiévre & que fon eftomac digéroit au mieux , je lui fis prendre pendant douze jours quatre gobelets chaque matin d'eaux du caftera vives en deux prifes, je faifois mettre à la feconde prife une quatriéme partie de lait d'âneffe. Ce reméde reuffit d'abord ; mais deux mois après il furvint encore une pefanteur de poitrine, je ne doutai plus qu'il ne fe formât des tubercules ; je fis ufer pendant un mois d'un bolus avec les gommes ammoniac & galbanum, où je mê-

lois six grains de safran de Mars
apéritifs par prise, on bûvoit par
dessus un gobelet de tisane composée avec la racine de fraisier &
de garance, & les feuilles de scolopendre & de fumeterre ; après
ces remédes on reprit les eaux du
çastere seule, & le malade fut parfaitement guéri par le moyen de
ces remédes : il y a déja plus de
trois ans qu'il jouit d'une santé parfaite.

SECONDE OBSERVATION.

*Sur plusieurs Vomica rendus par le
même sujet.*

En 1744, un homme de qua-
lité âgé d'environ quarante ans,
d'un tempérament très - robuste,
mais qui dégénéroit depuis un an,
ce qui paroissoit par le désordre de
ses digestions, & par le fonds de
son teint qui pâlissoit à vue, fut surpris pendant la nuit à la suite d'une
petite toux seche qui avoit duré

déja quelques jours , d'une fufpen-
fion prefque totale de la refpiration avec de grandes envies de
touffer : mais il ne le pouvoit pas ,
parce que l'action de tous les mufcles de la poitrine étoit en même tems fufpendue par un mouvement tonique ; le malade étouffoit enfin, lorfque tout-à-coup , le
thorax fe contractant violemment,
il coula par la trachée artére une
grande quantité de férofités , qui
venoient par ondées à mefure qu'on
faifoit des efforts pour touffer.

Je fus appellé le lendemain de
cet accident, j'examinai ces matiéres qu'on avoit confervées dans une
terrine ; elles étoient encore couvertes d'une écume blanchâtre
d'environ deux pouces d'épaiffeur,
il y avoit parmi de petits pelotons
de pus d'un jaune foncé ; je féparai
cette écume , je trouvai deffous
plus de trois pintes d'une lymphe
grifâtre : je la verfai par inclination,
& je vis au fond environ troi onces

(autant que je pus en juger à la vue) de pus fort épais mêlé avec un peu de sang presque décoloré. On continua de cracher du pus pendant sept à huit jours; la toux cessa au bout de ce tems-là & on finit de cracher.

Après que j'eus examiné ces matiéres, on me dit que le malade avoit eu depuis quelque tems, toujours pendant la nuit, trois attaques à-peu-près semblables, mais de beaucoup moins vives. Qu'il s'étoit toujours passé dix à douze jours de l'une à l'autre, qu'il avoit rendu des matiéres de la même qualité, mais d'un tiers moins à chaque attaque qu'à la derniere; & qu'après chacune il avoit toujours toussé pendant quatre ou cinq jours.

Je donnai des remédes pour déterger & cicatriser l'ulcére, & pour rétablir les digestions; tout sembloit avoir réussi au mieux, lorsqu'environ un mois après il arriva pendant la nuit le même accident qu'auparavant , fuivi d'autant de danger, & avec une évacuation de pus & de lymphe pour le moins auffi abondante.

Je réitérai les mêmes remédes , je leur fis fuccéder de légers apéritifs , tant en opiate qu'en boiffon , pour tâcher de prévénir de nouveaux accidens,& qu'il ne fe formât de nouveaux tubercules; mais c'étoit trop tard,ils étoient déja formés & prêts à fuppurer : il arriva au bout d'un mois une nouvelle attaque pendant la nuit, celle-ci fut fuivie de trois autres pendant trois nuits confécutives. Les poumons furent tellement délabrés par toutes ces attaques que le malade ne ceffa plus de cracher du pus ; la fiévre fe mit bientôt de la partie , il maigriffoit très-rapidement, il tomba bientôt dans le dernier dégré de Phthifie, & il mourut enfin hydropique.

TROISIÉME OBSERVATION.

Sur un Vomica.

Un jeune homme âgé de vingt-cinq ans, d'un affez bon tempérament & accoutumé à des exercices pénibles, fût fatigué pendant l'été dernier (1751) par une toux à la fuite de laquelle il rendit des crachats lymphatiques; la toux devint très-vive au commencement de l'automne. Comme il touffoit un jour avec beaucoup de force, la toux devint convulfive, & il rendit quelques gorgées de pus; il avoit depuis quelque tems une petite douleur de poitrine; cette douleur augmenta, il furvint un peu de fiévre, & des fueurs pendant la nuit; il rendoit tous les matins en touffant beaucoup de férofités : il devint très-foible: on m'appella, je m'appliquai à déterger l'ulcére, il ufoit à cet effet de tifanes pectorales & vulnéraires; comme

il ne dormoit pas, il prenoit prefque tous les foirs des narcotiques ;
outre les tifanes je lui donnai une
fois par jour d'une opiate faite avec
la poudre d'hali, la pierre hæmatite, quelques gouttes de baume du
Perou liquide & le fyrop de pied
de chat ; je purgeois de tems en
tems avec la manne & la rhubarbe
dans une infufion de capillaire :
après quelque tems de cet ufage,
tous les fymptômes diminuerent,
le malade ceffa peu-à-peu de cracher du pus, & la toux difparut
infenfiblement ; cependant il avoit
encore une petite fiévre qui fe ma-
nifeftoit tous les foirs, elle céda
en peu de jours à une tifane de
fquine & de farfepareille : il fe rétablit enfuite parfaitement bien, &
il fait depuis ce tems-là tous fes
exercices, avec autant de force &
avec autant d'aifance qu'avant fa
maladie.

QUATRIÉME OBSERVATION.

Sur une Pulmonie avec des signes de Tubercules.

Une Demoiselle âgée de vingt-deux ans dont la sœur étoit morte d'une Pulmonie, fut attaquée en 1747 d'une toux séche avec une douleur fixe sous le sternum vers le cartilage xiphoïde; la toux augmenta; elle devint humide dans deux mois, & la douleur de poitrine portoit entre les deux omoplates, la fiévre fût bientôt de la partie, les secours périodiques diminuerent considérablement, & la couleur en étoit changée. La malade craignoit déja de subir le sort de sa sœur, elle me demanda du secours; je la fis saigner au bras, & deux jours après je la fis saigner au pied, je la purgeai ensuite avec deux onces de manne dans une infusion de séné; dès le lendemain de la purgation, je la mis dans l'usage d'une tisane composée avec les racines de chicorée sauvage, de fraisier, de bruscus & d'althéa; j'y ajoutai sur la fin de la cuite, une pincée de fleurs de nymphea, autant de fleurs de pavot rouge, & un peu de miel de Narbonne: on prenoit quatre grands gobelets par jour de cette tisane, on continua pendant un mois. La toux & la fiévre diminuerent par le moyen de cet usage: & la douleur de poitrine étoit devenue très-supportable; il étoit même des tems où on ne la ressentoit pas. On fit ensuite usage des eaux de Cauterets, on en prenoit cinq ou six verres le matin en deux prises; au bout de douze jours, on cessa les eaux, pour prendre le soir & le matin un demi verre chaque fois des sucs de chicorée sauvage & de bourrache mêlés ensemble, & étendus dans un grand verre de décoction de sarsepareille; on continua ce reméde pendant trois femaines; il finit heureufement cette cure ; la Demoifelle fe maria, elle a fait des enfans, elle jouit encore aujourd'hui d'une fanté parfaite.

CINQUIÉME OBSERVATION.

Sur une Pulmonie avec Hydropifie, caufée par des Tubercules.

Un jeune homme de quatorze ans, d'un tempérament affez délicat, fe trouva incommodé en 1743, par des laffitudes & des fourmillemens dans tout fon corps; à cela fuccéderent des dégoûts, des douleurs aux hypocondres, & une toux féche. La toux augmenta enfuite, elle devint humide,& il commença de reffentir une douleur fixe entre les omoplates. On m'appella environ deux mois après que ces incommodités eurent commencé: je trouvai un peu de fiévre, elle n'avoit lieu que la nuit, elle finiffoit le matin par une petite moët-

teur. Je le fis faigner au bras , &
il prit , pendant trois jours , deux
verres chaque matin d'une infufion de rhubarbe , de tamarins &
de quelques folicules de fené ;
j'ajoutai au premier verre une once de manne. Le malade fut purgé
fuffifamment : je le mis le lendemain dans l'ufage d'une tifane compofée avec le chiendent , la racine
de fraifier , & les feuilles de buglofe & d'érifimum , il en prenoit
quatre verres par jour ; j'ajoutois
tous les foirs à l'heure du fommeil ,
fix dragmes de fyrop violat , & de
tems en tems je fubftituois à ce
fyrop , deux dragmes de diacode.
Quand le malade eut pris cette tifane pendant un mois , la fiévre
étoit fort peu de chofe , mais les
autres fymptômes perfiftoient : je
fis prendre du gruau deux fois par
jour. Cependant les jambes devenoient œdémateufes , il y avoit de
tems en tems quelque retour de
fiévre & la maigreur ne diminuoit

pas ; une infusion de fasafras avec
un peu de cristal minéral dont-il
prit pendant quelque tems deux
verres par jour, fit disparoître la
fiévre & l'œdeme, & le malade
se rétablit en continuant l'usage du
gruau.

Ce jeune homme étoit le maître
de se livrer à ses fantaisies, ses parens ne vouloient pas le gêner, il
profitoit imprudemment de la liberté qu'on lui donnoit, il mangeoit de tout sans distinction, & il
donnoit toujours la préférence à
ce qui pouvoit lui nuire. Les cru-
dités, le vinaigre, les salures, les
épiceries, &c. étoient pour lui des
mets de prédilection : aussi en fut-
il bientôt la dupe ; il retomba un
an après sa guérison, dans la même
maladie ; elle fut plus longue &
plus obstinée que la premiere fois,
elle dura quatre mois, il guérit encore par la même méthode, si ce
ne fut pas absolument par les mêmes remédes. Les jambes devin-

rent œdémateufes comme la premiere fois, il fe forma enfin une
anafarque qui fut radicalment guérie par l'ufage d'une tifane de faffa-
fras avec le nitre purifié; cette tifane m'a fouvent réuffi en de pareilles occafions.

Cette feconde attaque ne rendit
pas le malade plus fage: il continua de fe gouverner très-mal, il
retomba huit mois après; & étant
parvenu au dernier dégré de Phthifie, il mourut hydropique.

SIXIÉME OBSERVATION.

Sur une Pulmonie caufée par des Tubercules.

Une Dame âgée de vingt-cinq
ans, naturellement affez maigre,
avoit déja donné le fein en 1745
à trois de fes enfans, ils avoient
tous été fort bien nourris; elle n'a-
voit jamais reffenti, en les nourrif-
fant, des douleurs de poitrine ni
d'autres incommodités. Il furvint

un quatriéme enfant qu'elle voulut auffi nourrir malgré le fentiment de fes parens; fix mois après
elle reffentit une douleur de poitrine, qui fut fuivie d'une petite
toux féche. On m'appella, je confeillai de donner une autre nourrice à l'enfant, la mere n'en voulut rien faire; peu de jours après la
toux augmenta, la fiévre fe mit
de la partie, la malade cracha du
pus, il s'enfuivit bientôt une fueur
colliquative.

Elle commença à être un peu
docile, mais c'étoit trop tard; on
donna une nourrice à l'enfant, &
on appella deux Médecins pour
confulter avec moi fur cette maladie; ils furent tous les deux d'avis
de faire prendre tout de fuite les
eaux de Cauterets & enfuite le lait.
Pendant l'ufage des eaux la malade
cracha fouvent du fang; elle prit
le lait, qui augmenta la fiévre &
les fueurs, il furvint enfin un flux
de ventre qui la conduifit à la mort.

SEPTIÉME OBSERVATION.

Sur une Pulmonie caufée par des Tubercules.

Le mari de la Dame, qui a fait le fujet de l'obfervation précédente, avoit toujours couché avec elle pendant fa maladie, il commença de touffer quelque tems après qu'elle fut morte : de là la douleur de poitrine. Il prit les eaux de Cauterets, malgré mon avis, par l'ordonnance des mêmes Médecins ; la fiévre fut bien-tôt de la partie, & l'ufage du lait qu'il obferva avec exactitude par une fuite de la même ordonnance, ne le laiffa pas long-tems languir : il le conduifit fucceffivement du crachement de pus aux fueurs, de celle-ci au flux de ventre, au dégré de Phthifie, & à la mort, qui fut précédée pendant quatre heure d'un flux de fang très-abondant.

J'ai vu arriver un nombre de cas

funeftes (qu'il feroit inutile de rapporter ici) à l'occafion de l'ufage
du lait dans la Pulmonie; & les
plus fameux praticiens en Médecine que j'ai confultés à ce fujet,
en ont vu fi peu de bons effets,
que j'ai cru devoir les foupçonner
dans cette maladie; je l'ai fait, &
j'ai guéri des Phthifiques depuis
que je ne me fers plus de lait. Mon
état exige de moi que je rende
compte au Public dés raifons qui
m'ont heureufement prévenu contre ce remede : je le ferai à la fuite
de ces Obfervations.

HUITIÉME OBSERVATION.

Sur une Pulmonie caufée par des Tubercules.

Une femme de vingt-cinq ans,
mariée pour la feconde fois, &
dont le premier mari étoit mort
Pulmonique, vint (le mois de Janvier dernier 1752) me trouver
dans mon cabinet, où elle eut grand

peine de se rendre , elle me fit le détail de sa maladie ; je lui trouvai tous les symptômes d'une Phthisie qui approchoit du dernier dégré ; elle avoit encore dans ce triste état l'imprudence de donner le sein à un enfant de dix-huit mois. Je fis sevrer cet enfant, & comme il étoit impossible de remédier à la corruption du sang , aux ulcéres & aux engorgemens des Poumons qui me paroissoient très-considérables , je crus ne devoir lui donner que des remédes palliatifs.

Je remarquai que cette femme se plaignoit constamment d'un poids qu'elle ressentoit au côté gauche de la poitrine ; ce poids diminuoit tous les matins après qu'elle avoit beaucoup craché ; & il augmentoit sensiblement pendant les vingt-quatre heures suivantes. Je fis ouvrir son cadavre, c'étoit au commencement d'Avril , voici ce que j'y remarquai.

Au premier coup d'œil les Pou-

mons me parurent bourfoufflés, &
d'un plus grand volume que dans
l'état naturel ; je n'apperçus pas
d'ulcére fur leur furface : On ouvrit
d'abord le lobe gauche, il y avoit
dans le centre de ce lobe une efpéce de lac qui étoit formé par la
deftruction de plufieurs cellules ;
& toute la fubftance interne, tant
de ce lobe que de l'autre, étoit
parfémée de tubercules fuppurés
qui formoient autant de petits ulcéres ; il étoit des endroits où il
n'y avoit pas plus de place des
uns aux autres qu'il n'en falloit
pour pouvoir en diftinguer la fé-
paration. Le foye paroiffoit plus
grand que dans l'état naturel, mais
je n'y trouvai pas d'engorgement
fenfible. Les autres vifceres étoient
tels qu'ils font ordinairement dans
les Phthifies.

Neuviéme Observation.

Sur une Phthisie Pulmonaire causée par des Tubercules.

Un jeune homme de vingt-quatre ans, robuste & vigoureux, domestique d'un Officier qui venoit de mourir Pulmonique, & qu'il avoit servi avec beaucoup de soin pendant toute sa maladie, ressentit pendant l'automne de 1751, un saisissement général dans sa poitrine avec une toux séche, un dégoût, des douleurs aux reins & des feux considérables dans l'estomac. Bientôt après il survint des douleurs à la poitrine, & des gênes considérables dans la respiration qui augmentoient au moindre exercice qu'il faisoit. Il demanda mon secours; je ne me décidai pas d'abord sur une Pulmonie, je le fis saigner, je le purgeai avec une tisane royale, je lui fis prendre de petits calmans, & je le mis dans

l'uſage d'une tiſane avec le chiendent, le ſegle, la laitue & le coquelico. Je m'apperçus bientôt que
ſa toux augmentoit, qu'elle commençoit à devenir humide, & que
la douleur de poitrine faiſoit des
progrès ; je craignis le ſecond dégré de Phthiſie ; je fis reſaigner le
malade, je le purgeai avec une tiſane Royale, & je le mis dans l'u-
ſage d'une tiſane compoſée avec
les racines de bruſcus, de garance,
de fougere mâle, & d'aſperges :
j'y fis ajouter la ſcolopendre, le petit chêne & la bourrache, on jettoit dans l'infuſion une bonne pincée de fleurs de guimauve. Après
quelque jours d'uſage de cette tiſane, on prenoit le ſoir & le matin
d'une opiate compoſée avec les
gommes apéritives, les cloportes,
le tartre chalibé & un peu de rhubarbe ; outre cela on prenoit ſouvent le ſoir dans la tiſane, deux
ou trois dragmes de diacodé. On
continua cet uſage pendant trois

mois, & le malade n'eut plus à la fin de symptômes de Pulmonie ; cependant je lui fis prendre deux verres par jour pendant quelque tems d'une tifane de farcepareille & de fquine. Il a toujours depuis joui d'une fanté ferme & affurée.

DIXIÉME OBSERVATION.

Sur une Pulmonie provenant de Tubercules, & caufée par des obftructions dans le bas ventre.

Un Etudiant en Droit âgé de dixneuf ans, s'étant livré pendant l'hyver de l'année 1749 à des excès affez familiers à la jeuneffe, eut dans le printems fuivant une fiévre qui lui dura plufieurs jours, il fut en même tems fort enrhumé ; ces accidens parurent avoir ceffé quelque tems après ; cependant fa fanté ne fe rétabliffoit jamais parfaitement. Il fe retira à la campagne pendant les vacations de l'Univer-

fité ; on me le fit voir, je lui trouvai
une fiévre lente bien caractérifée,
avec une toux féche, & des douleurs à l'épigaftre & aux hypocondres qui s'étendoient jufqu'au fter-
num ; il avoit d'ailleurs des laffitudes dans tous fes membres & des
picottemens dans tout fon corps. Je
lui fis plufieurs queftions fur fa façon de vivre ; il ne m'avoua que
des jeux, des veilles, & des excès
de table : cela me détermina à
m'attacher uniquement à la fiévre
& aux embarras du bas - ventre &
de la poitrine, d'où elle dépendoit.
Je le fis faigner, tant à caufe de ces
douleurs que par rapport à un grand
mal de tête qui lui faifoir perdre
le fommeil, & je le purgeai avec
la caffe ; on fit enfuite deux fois
par jour des fomentations émollientes fur le bas-ventre, & on fe fervoit fouvent des lavemens avec la
même décoction ; je le mis dans
l'ufage d'une tifane compofée avec
les racines de guimauve & de frai-

fier

fier, les feuilles de cœterac, de fcolopendre, de bourrache, & d'une
pincée de fleurs de nenuphar ; on
y ajoutoit tous les trois jours l'infufion d'une dragme de rhubarbe,
& l'on plaçoit par tems des narcotiques felon qu'ils étoient indiqués.
Ces remédes procurerent une liberté de ventre telle qu'on pouvoit
la defirer , & une tranfpiration des
plus favorables. Tous les fymptômes diminuerent dans un mois de
cet ufage. On prit enfuite pendant
quinze jours les bouillons apéritifs ;
le malade commençoit à fe porter
au mieux ; & comme l'eftomac faifoit bien fes fonctions & qu'il n'y
avoit pas de fiévre, il prit pendant
quelques matins du lait coupé avec
une décoction du farfepareille. Il
s'en retourna à Touloufe fuivre les
Ecoles, & il fe portoit encore parfaitement bien aux vacations fuivantes.

Ce jeune homme fut prié à des
nôces pendant le mois d'Août ; il

E

y fit des excès, la fiévre le prit ;
il en atribuoit lui - même la cauf,
à une grande quantité de confitu-
res de toute efpéce dont il s'étoi,
prefque nourri pendant quelque,
jours. Il ne fit aucun reméde, l
fiévre dégénéra en lente : il ne de-
manda du fecours que vers la fi
de Novembre ; je le vis, je le trouvai avec tous les fymptômes d'un
Phthifie confirmée qui approcho
du dernier dégré ; il mourut u
mois & demi après.

ONZIÉME OBSERVATION.

Sur une Phthifie avec des fymptôm
compliqués de Phthifie nerveufe e
de Pulmonie avec des Tubercules.

Un jeune homme de vingt-cin
ans, étant d'une partie de mafque
pendant le Carnaval de l'anné,
1747, s'expofa à un air froid, étar
tout en fueur ; le lendemain il l
furvint une douleur à la nuque, qi
s'étendoit par toute la tête ; cet

douleur fut répandue en deux jours dans toute la poitrine ; elle caufa d'abord une toux féche, & une op-preffion confidérable. On m'appella, je lui trouvai encore une petite fiévre,& un tremblement dans tous fes membres, de forte qu'il falloit que le malade fit plufieurs effais pour porter la main directement à la bouche, il avoit outre cela une fueur prefque continuelle, & un dégoût général pour toutes fortes d'alimens.

Comme la fueur me parut fymp-tômatique, je fis faire une faignée au bras, & le foir on prit un narco-tique, on fut encore faigné le lendemain : cependant tous les fymp-tômes fe foutenoient, & fur tout la toux & la douleur de poitrine qui augmentoit toujours. J'ordon-nai l'ufage de l'eau de poulet, farci d'orge, de chicorée fauvage, de tuffillage, de fleurs de nymphea, & il prenoit tous les foirs tantôt du diacode, tantôt du fyrop violat.

Cette tisane calma un peu le
douleurs, on prit quelques verre
de tisane Royale qui firent leu
effet. Cependant la toux empira
elle commençoit de devenir hu
mide, rien ne pouvoit interrom
pre ni diminuer les sueurs, le ma
lade maigrissoit beaucoup; & com
me la sueur étoit un symptôme qu
je redoutois, je conseillai au ma
lade de se lever brusquement d
son lit, toutes les fois qu'il la sen
tiroit venir; & que, sans s'expose
à un air froid, il choisît la tempé
rature de cet élément qui seroi
en état de retenir cette évacuation
sans la brusquer: je lui en donna
les moyens, ils réussirent, il com
mença de suer un peu moins & l
sueur cessa enfin quelque tems a
près. Ce malade avoit sué pendan
plus d'un mois & demi; je crai
gnis que de si grandes évacuation
n'eussent déja trop dépouillé le san
de sa lymphe, & qu'il ne tombâ
dans l'hydropisie, d'autant mieu

que les pieds commençoient de devenir œdémateux. Je le mis dans l'ufage des bouillons de rave avec un peu de veau qu'il prenoit deux fois, & fouvent trois fois par jour à la place d'autres bouillons. Je joignis à cet ufage celui d'une opiate compofée avec la poudre de pates d'écreviffes, les cloportes, les coreaux, l'antimoine diaphorétique & le fyrop de capillaire. Après quelques jours de cet ufage, je m'apperçus que la peau devenoit douce & humide : j'augurai delà que la tranfpiration fe rétabliffoit ; je quittai l'ufage de l'opiate & je tournai toutes les vues curatives du côté de la poitrine, la toux & l'oppreffion l'exigeoient, elles étoient confidérables. Je fis prendre à la place des abforbans une opiate compofée avec les gommes apéritives, la racine d'aunée, le blanc de baleine, la petite fauge & le fyrop d'érifimum : tous les fymptômes diminuerent après quinze jours de

E iij

cet ufage , & ils cefferent enfin i
c'étoit quatre mois après la pre
miere attaque de fa maladie. L
lait coupé avec une décoction d
farfepareille finit de le rétablir , i
jouit encore aujourd'hui d'une fanti
parfaite.

DOUZIÉME OBSERVATION.

*Sur une Pulmonie vérolique héré-
ditaire.*

Je fus appellé pour la premier
fois au commencement du moi
de l'année 1743 , pour voir une
Dame âgée de vingt-deux ans qu
me parut être d'un tempérammen
fanguin ; elle étoit valétudinaire
depuis fon enfance ; à peine fe con
noiffoit-elle qu'elle étoit déja in
commodée d'une pefanteur de tête
qui fe faifoit plus reffentir vers le
finus frontaux & les futures qu'ail
leurs : cette douleur n'avoit jamais
totalement ceffé. Elle étoit encore
fujette depuis fon adolefcence

des rhumes longs & incommodes, avec des cuiſſons au larinx & un bourdonnement dans les oreilles, qui depuis quelques années étoit devenu continuel ; & ſon corps étoit ſouvent couvert de petits boutons phlegmoneux.

Cette Dame étant devenue enceinte, les boutons diſparurent, & tous les autres ſymptômes dont elle s'étoit faite une habitude diminuerent ſenſiblement ; les pertes qui ſuivirent ſes couches ne lui furent pas moins favorables que la groſſeſſe : cependant toutes les anciennes incommodités devinrent bientôt après plus fâcheuſes que jamais ; elles avoient même conſidérablement augmenté depuis ſix mois ; elle avoit une toux très fréquente, & une fiévre lente, les crachats étoient purulens, elle reſſentoit une douleur vive à la poitrine du même côté, elle avoit fort maigri, à peine pouvoit-elle marcher tant elle étoit foible.

Je n'avois vu cette Dame que dans cet état : il ne falloit pas d'autres fymptômes pour juger qu'elle étoit bien avant dans le fecond dégré de Pulmonie ; tous les Médecins qui l'avoient vue l'avoient cru de même. Toutes les incommodités qui avoient précédé cette affection de poitrine me firent foupçonner un virus vérolique ; je m'attachai à cette idée. Je m'informai avec la malade de fon pere & de fa mere ; elle me dit que l'un étoit mort à l'âge de trente ans, & que l'autre étoit morte auffi fort jeune ; mais que, comme elle étoit encore enfant, elle n'avoit jamais fçu de quelles maladies ils étoient morts : elle me nomma un de fes parens avec lequel elle me pria de m'en inftruire.

Ce parent m'apprit que le pere de la Dame avoit été traité de la vérole à l'âge de dix-huit ans quelque tems avant fon mariage) ; que depuis ce tems-là, il n'avoit

pas été fage; & que la mere s'étoit
toujours plainte, depuis fon mariage jufqu'à fa mort, de quelque
incommodité.

Il ne m'en fallut pas davantage
pour me décider fur la caufe de la
maladie de la Dame qui me con-
fultoit. Son Médecin l'avoit mife
dans l'ufage du lait d'âneffe, elle
l'avoit commencé trois ou quatre
jours avant que je l'euffe vue;
je reftai encore trois ou quatre
jours avant que d'avoir fait la découverte de la caufe de fon mal:
quand j'y retournai, je lui trouvai
beaucoup de fiévre, & de grands
tiraillemens à la poitrine; le lait
avoit affurément caufé ce defordre. Je la purgeai avec la caffe; la
fiévre & les tiraillemens diminuerent. Je n'héfitai pas de faire des
frictions mercurielles en très-petite
dofe; j'obfervai du commencement
cinq jours d'intervalle de l'une à
lautre, enfuite quatre & enfin trois,
quand je fus affuré que ce reméde

E v

faifoit diminuer tous les fymptômes. Je faifois obferver exactement
une diéte convenable. Après quatre
mois de cet ufage elle fut entiérement guérie, elle jouit enfuite pendant fix ans d'une fanté des plus
parfaites.

ARTICLE VI.

Réfléxions fur les Tubercules des Poumons.

LEs Tubercules des Poumons
font des obftructions qui peuvent provenir tant du vice des folides que du vice des liquides.

Ces obftructions fe forment dans
les vaiffeaux lymphatiques: la force
élaftique de ces vaiffeaux eft fort
petite, de même que celle des molécules de la liqueur qui coule dans
leurs calibres : il n'eft pas furprenant qu'il fe faffe des embarras là
où ils font en fort grand nombre,
& fort entortillés comme dans les

Poumons, furtout quand ces vaiffeaux ou la lymphe ne font pas dans
l'état naturel.

Les Tubercules peuvent dépen-
dre du vice des lymphatiques,
quand les calibres de ceux-ci font
trop contractés, trop roides, ou
étranglés; pour lors, la lymphe y
eft arrêtée, elle eft obligée d'y féjourner.

Ces vices des lymphatiques peuvent être naturels, ou provenir par
accident de la convulfion de leurs
fibres, du fpafme du fyftême nerveux, ou de quelque compreffion
faite par quelque corps voifin. Ces
vaiffeaux peuvent auffi être trop
relâchés, & par conféquent n'exercer pas des compreffions fuffifantes
fur la lymphe contenue dans leurs
calibres, pour en favorifer la progreffion.

Si la lymphe ou une partie de
fes molécules ne font pas dans l'é-
tat naturel, ce liquide dégénere
infenfiblement & devient en état

d'engouer des vaisseaux qui ont aussi peu de ressort que les lymphatiques, de troubler l'ordre des oscillations de leurs fibres, & par conséquent celui des pressions latérales qui en dépendent.

La lymphe est naturellement mucilagineuse & gluante; quand elle est exposée à un air un peu froid, elle se convertit d'elle-même en gêlée; si elle est arrêtée dans ses vaisseaux, elle y est d'abord comme étrangere; le battement des artéres sanguines, & le mouvement des muscles qui l'environnent, la ballotent continuellement ; elle se cole, se fixe, ou se coagule : Mais de même que les autres liquides qui se durcissent, elle passe par dégrés de la liquidité à la fluidité, de la fluidité à la mollesse, & de celle-ci à la dureté. C'est ainsi que se forment dans les Poumons les Tubercules de l'une & de l'autre espéce: c'est encore par le même méchanisme qu'il se fait des pierres dans

le cœur, des concrétions polypeu-
fes dans le cœur & dans les artéres, & ailleurs des durillons, des
bezoards, des pierres, des tumeurs
de différentes efpéces, &c. Fernel
a trouvé dans les Poumons de cadavres des Tubercules dures, &
d'autres qui avoient la confiftance
de vieux fromage : ceux-ci feroient
fans doute devenus durs avec le
tems.

La lymphe differe de fon état
naturel, felon les différentes qualités du fang artériel d'où elle provient. Silvius de Leboé & d'autres
Auteurs l'ont quelquefois trouvée
de couleur différente à celle qu'elle doit avoir naturellement : d'ailleurs l'on fçait en Médecine, qu'elle occafionne tous les jours des
maladies différentes, felon fes différents vices. C'eft de-là que provient la différence des Tubercules
des Poumons.

Les Tubercules qui ne fuppurent jamais, font formés ou par

une lymphe qui ne pêche que dans
ſes propres principes & par trop
de viſcoſité, ou par le mélange des
matiéres qui ne s'enflamment pas.
Les Tubercules qui ſuppurent, proviennent d'une lymphe mêlée &
confondue avec d'autres matieres
plus ou moins propres à s'enflammer; c'eſt pourquoi les uns ſuppurent plutôt & les autres plus tard.
La lymphe ſeule ne s'enflamme pas;
mais cet accident arrive preſque
toujours au ſang déplacé; il doit
en être de même des matieres qui
tiennent de la nature de ce liquide.

ARTICLE VII.

*Réfléxions ſur la cure de la Pulmonie
cauſée par des Tubercules.*

QUand les Tubercules des Poumons ſont cauſés par des maladies chroniques, par des roideurs
ou par des relâchemens des ſolides,
par des convulſions ou des ſpaſmes

du fyftême nerveux, &c. il faut d'a-
bord mettre en ufage les remédes
indiqués par le caractere de ces
différentes maladies, & s'appliquer
à donner de la foupleffe à des folides trop roides, & du reffort à
ceux qui font relâchés. On a des
fpécifiques pour les convulfions &
pour les fpafmes, on doit s'en fervir à propos ; car fi ces maladies
font la véritable caufe de la forma-
tion des Tubercules, elles contribuent à leurs progrès tant qu'elles exiftent. Il arrive fouvent que
quand on a mis la nature vis-à-vis
d'elle-même, elle détruit les Tubercules des Poumons fans d'autres
fecours, furtout quand la lymphe
n'a pas contracté des vices qui en
fomentent l'accrétion.

Après ces attentions générales,
il faut en donner de particulieres
aux Tubercules, & ne jamais perdre de vue les différens dégrés par
lefquels ils paffent avant de parvenir à la dureté. C'eft par ce moyen

qu'un Médecin aura toujours sous
ses yeux les remédes qui conviennent pour les détruire, & les moyens
dont il doit se servir pour prévenir
le second dégré de Pulmonie.

Les Tubercules ne donnent guére de signe certain de leur existance
avant d'être parvenus à la molesse ;
pour lors on a une toux séche &
d'autres symptômes de Pulmonie.
Toutes les fois que les Poumons
sont viciés, le cours du sang est
retardé dans ce viscere (selon les
expériences de Monsieur Halles),
& les pulsations accélérées du cœur
doivent faire accumuler ce fluide
dans l'artere Pulmonaire : car quoique le sang y soit poussé avec assez
de force pour distendre les vaisseaux, il ne passe cependant qu'a-
vec difficulté par rapport aux obstacles qu'il rencontre, & même par
rapport à son épaississement ; car le
sang doit être de la nature de la
lymphe dont il est la source.

Les effets des obstacles qui s'op-

posent au cours du sang, doivent
plutôt se faire sentir dans les Poumons que dans les autres parties ;
parcequ'il passe dans un tems égal
au travers des Poumons une beaucoup plus grande quantité de sang,
respectivement à leur volume, que
dans quelqu'autre partie du corps
que ce soit. C'est le retardement
du sang dans ce viscere qui cause
le progrès des douleurs que l'on
ressent dans la Pulmonie, & les
essoufflemens où l'on est au moindre
exercice que l'on fait : enfin tous
les symptômes augmentent à proportion du retardement de ce liquide ; c'est de-là que l'on peut
distinguer & prédire les différens
dégrés de Pulmonie : Je reviens à
la cure.

Si la pléthore n'est pas toujours
générale dans la Pulmonie, elle est
du moins particuliere ; il faut donc
avoir recours à la saignée du bras
& la réitérer de tems en tems, afin
qu'un trop grand volume de sang

retardé dans le Poumon né favo-
rife pas l'accrétion & la propaga-
tion des Tubercules ; d'ailleurs la
faignée eft d'autant plus néceffaire
dans cet état , qu'elle retarde l'inflammation, & empêche la rupture
des vaiffeaux ; qui, fi elle avoit lieu,
formeroit infailliblement une autre
caufe de Pulmonie : on le verra plus
bas.

Il faut en même tems attaquer
les Tubercules & la qualité des liquides qui les produifent ; on pourra l'entreprendre avec d'autant plus
de confiance, que le premier dégré
de Phthifie fera moins avancé. On
y réuffit ordinairement en fournif-
fant à la maffe du fang beaucoup d'a-
péritifs choifis parmi les végétaux :
on les donne en bouillons & en tifanes ; le fuc des plantes réuffit encore mieux. On feconde ces remédes par des opiates apéritives, où
il eft bon de mêler quelque petit
purgatif, non pas dans la vue de
purger (les purgatifs font nuifibles

dans la Phthisie), mais pour favoriser l'action des autres remédes sur les liquides.

On a coutume dans de tels cas de faire usage d'eaux minérales sulfureuses & ferrugineuses ; il est rare qu'elles fassent de bons effets , à moins qu'on ne les donne en très-petite dose.

Plus on approche du second dégré de Phthisie , moins on doit se servir d'apéritifs qui agissent par leur poids comme le mercure , ou par la dureté de leurs parties comme le fer. Les fibres des membranes qui avoisinent les Tubercules, ne font déja que des oscillations trop irrégulieres ; des corps pesans & durs qui porteroient sur elles, leur causeroient encore plus d'irrégularité. On doit avoir principalement ce ménagement dans les Pulmonies ; car le tissu des Poumons est d'une délicatesse infinie, il faut peu de chose pour l'altérer ; le mercure & le fer qui guérissent souvent les

obstructions & mêmes les squirres
du foye , augmentent, par un effet
tout opposé, les obstructions de
la poitrine quand elles sont parvenues à la dureté. J'ai souvent observé que ces remédes provoquoient
le crachement de sang , & qu'ils
accéléroient l'inflammation des Tubercules. L'équitation est regardée
par les plus grands Auteurs, comme
un spécifique dans tous les dégrés
de Pulmonie ; mais elle ne fait jamais de si bons effets , que dans le
premier dégré de cette maladie.

On ne doit pas négliger les premieres voies dans les premiers
dégrés de pulmonie , surtout
quand cette maladie provient d'un
vice des liquides : on place de
loin en loin quelque petit purgatif
quand il y a des indications qui
l'exigent; on mêle avec les apéritifs quelque reméde stomachique &
sur tout des amers ; ils sont d'ailleurs très-propres pour dissoudre
la lymphe, & pour détruire les Tubercules.

On doit beaucoup espérer dela
réussite de ces remédes, pourvu
qu'on soit constant dans leur usage
& qu'on ne s'en rebute pas; d'autant mieux qu'ils passent d'abord
dans les Poumons, par les voies
du chile, avec toutes leurs qualités; il n'en est pas de même dans
les autres visceres où ils ne parviennent qu'après avoir été dé-
pouillés de leurs principales vertus.

Quand on est parvenu au second
dégré de Phthisie, les Tubercules
s'enflamment, la fiévre s'allume,
la toux augmente, on a des chaleurs inquiétantes, &c. voyez les
remarques précédentes. A la vue
de ces symptômes, il faut suspendre les apéritifs & avoir recours
aux saignées, aux tisanes calman-
tes, délayantes & pectorales, &
aux narcotiques qui sont toujours
nécessaires, quand bien même on
n'auroit pas perdu le sommeil : on
donne avec succès de légeres é-
mulsions avec les semences froides,

& le syrop de diacode : les malades
ne doivent pas prendre d'alimens
solides, jusqu'à ce que les symptômes de l'inflammation aient senfiblement diminué, & que la suppuration des Tubercules soit établie.
La moindre négligence dans l'exécution de ce que je viens d'observer, mettroit les malades dans le
danger de perdre le vie : car l'inflammation des Tubercules aug-
menteroit, elle se communique-
roit à la substance des Poumons,
& causeroit une péripneumonie
mortelle. Il n'y a que peu de jours
qu'il est mort dans ce pays une
Dame d'une pareille maladie.

Quand la suppuration des Tubercules est établie, il faut avoir
en vue de déterger les ulceres, de
les cicatrifer & surtout de défendre
le sang contre la corruption qui le
menace, à l'occasion du pus qui
est absorbé par les vaisseaux : ce
font là trois principales indications
à suivre, d'autant mieux que la

iévre inflammatoire ne tarde pas
à dégénérer en putride.

On doit d'abord avoir recours
aux tifanes déterfives & vulnéraires, ou à d'autres remédes qui faf-
fent les mêmes effets ; il faut varier ces remédes felon les différens
tempéramens des malades & le
caractere de la maladie.

On prémunit le fang contre la
pourriture qui lui furvient des ulceres, par une diéte convénable :
Cette diéte doit être une nourriture douce & balfamique, en état
de borner l'action du pus introduit dans les vaiffeaux. Les alimens
qui m'ont toujours le mieux réuffi,
font les fubftances farineufes cuites
en forme de bouillie fort claire,
tantôt à l'eau, tantôt au lait d'a-
mendes, les bouillons de raves, de
grenouilles, &c. on donne de tems
en tems des calmans & des anodins,
tant pour procurer le fommeil, que
pour rapprocher, autant qu'il eft
poffible, le genre nerveux de la foupleffe qu'il a perdue.

Il faut continuer l'ufage des déterfifs & des vulnéraires, tant que les malades crachent du pus, & tant que la fiévre perfifte ; il eft même à propos d'en changer fouvent l'efpéce, parce que l'on a reconnu, dans la pratique de la Médecine, qu'un reméde dont l'ufage a dégénéré en habitude ne fait jamais les effets qu'on s'en propofe. Le poifon n'eut pas de prife fur Mithridate quand il voulut s'empoifonner, parce qu'il s'étoit fait une habitude de cet aliment pernicieux.

L'opium ne fait pas dormir les Orientaux, il les éveille au contraire, cela provient de ce qu'ils en font un ufage conftant : leurs foldats en prennent jufqu'à trois dragmes avant de combattre ; & bien loin que ce reméde les faffe dormir, il leur donne au contraire de l'agilité & de l'audace. Nous voyons tous les jours, en Europe, que ceux qui prennent un grain d'opium, dorment profondément ; mais s'ils en

n font un long ufage , dix grains
ne font pas à la fin en état de les
affoupir. Quelque foin que l'on
prenne pour préferver la maffe du
fang de la pourriture dont les vaiffeaux font inondés , on n'y réuffit
pas toujours ; ce liquide fe dérange,
il fe pervertit , il engorge les fé-
crétoires , il ne fournit plus de fuc
nourricier , tout fe defféche infenfiblement , les pores de l'infenfible
tranfpiration en font effacés ; la férofité du fang s'échappe avec confufion par les pores de la fueur ,
c'eft une perte qui dépouille ce liquide d'une véhicule néceffaire ;
tout dégénere , les glandes du canal inteftinal s'obftruent enfin ;
leurs calibres font forcé & détruits
par la pente contre nature d'une
trop grande quantité , & de la
qualité pervertie des liquides qui
y aboutiffent ; de-là un flux de ventre qui annonce la mort avec le
dernier dégré de Phthifie.

J'ai fouvent prévenu ces fymp-

F

tômes mortels , par le moyen des
abforbans & des diaphorétiques ;
j'employois à cet effet les coraux,
les cloportes, la poudre d'écreviffes, l'antimoine diaphorétique, &c.
j'en faifois prendre deux fois le jour
des dofes convenables , & l'on
bûvoit par-deffus un gobelet de
tifane de farfepareille. Les abforbans diminuent l'activité du virus,
& les diaphorétiques rendent la
lymphe plus coulante & plus en
état de s'échapper par les pores
de la tranfpiration , quand elle eft
devenue étrangere dans la maffe
du fang : ces pores en font humec-
tés , leur calibres deviennent plus
acceffibles, & la fueur diminue infenfiblement à mefure qu'une évacuation naturelle fe rétablit. L'infenfible tranfpiration eft dans l'ordre de la nature , & la fueur eft toujours fuivie de danger quand elle
n'eft pas critique. Voyez mon Livre fur les promptes Variations de
l'Air, *Chap.* 16 : Les mêmes fe

cours préviennent aussi le flux de ventre, & empêchent qu'il ne se forme de nouveaux tubercules qui causeroient de nouveaux orages.

On voit souvent que les Pulmoniques au second dégré ont de tems en tems une augmentation de fiévre, de chaleur, &c. ils crachent enfin plus abondamment, & leurs crachats sont teints de sang ; ce sont des Tubercules enflammés qui causent l'augmentation de ces symptômes. Il faut, dans ce cas, suspendre les absorbans & les diaphorétiques, pour reprendre les adoucissans & les calmans ; on peut enfuite revenir à ces remédes comme après la premiere attaque. Pour ce qui est des diététiques, des pectoraux, des détersifs & des vulnéraires, ils ont toujours lieu depuis le commencement du second dégré, jusqu'à la fin de la suppuration ou du malade.

On n'a pas fini tout l'ouvrage, quand bien même en auroit le bon-

heur de voir la fin de la fuppuration ; la fiévre peut encore fubfifter
pendant quelque tems, il peut fe
former de nouveaux Tubercules,
ou il en refte encore des anciens
qui fuppureroient dans la fuite. On
détruit cette fiévre par le moyen
des tifanes amères, on place encore de tems en tems les abforbans
& les diaphorétiques, il convient
auffi de placer à propos quelque
doux purgatif. Dès que la fiévre
a ceffé, le petit lait clarifié, où l'on
fait bouillir au bain-maire trois ou
quatre écreviffes, & une pincée de
fumeterre & de fcolopendre, eft
d'un grand fecours, tant pour réparer les pertes de la férofité du
fang, que pour purifier ce liquide &
rétablir les fonctions de l'eftomac.
Il eft encore prudent de faire prendre dans la convalefcence quelque
apéritif, de ceux que j'ai confeillés
au premier dégré de Pulmonie. On
doit employer la même méthode
dans la cure du vomica des Poumons.

Quand on eſt parvenu au dernier dégré de Pulmonie, tout eſt
déſeſpéré, il eſt inutile de tenter
une cure erradicative ; Hyppocrate
a obſervé: *Deſperatis non adhibenda
medicina.* Si l'on donne quelque
eméde, ce ne doit être que pour
adoucir la violence des ſymptômes.

SECTION TROISIEME,

*De la Phthiſie occaſionnée par des ul-
ceres aux Poumons.*

ARTICLE I.

*Remarques ſur les Pulmonies cauſées
par des ulceres.*

LE ſang ſe déprave à la ſuite des
rhumes longs & rebéles : il
peut auſſi ſe dépraver par toute autre cauſe. La nature ayant pris une
pente décidée vers les excrétoires
des Poumons, y détermine & y
dépoſe la plus grande partie des
matiéres étrangeres, qui ſe font ſé-
parées du concours des liquides.

Si ces matieres font en trop grande
quantité, ou acres & corrofives,
& qu'elles ne foient pas tout de
fuite expulfées par les voies de
l'expéctoration, ou reprifes par le
fang, elles forcent les véficules &
les crevent, ou elles rongent la fubftance des Poumons à l'endroit où
elles font arrêtées. Comme dans
ce vifcere il s'échappe fouvent des
férofités par le bout des arteres, de
même que par les glandes, il peut
fe faire des érofions dans les unes
& dans les autres, qui caufent fouvent des crachemens de fang &
toujours des ulceres.

Il fe forme fouvent des ulceres
aux Poumons à la fuite du crachement de fang, qui provient de la
rupture des vaiffeaux à l'occafion
de toute autre caufe, comme de la
trop grande pléthore, de coups,
de chûtes, de violens exercices,
d'une mauvaife conftitution de ce
vifcere, des vieilles cicatrices dans
fa fubftance, &c. J'en parlerai plus

amplement dans mes Réfléxions sur
ces maladies.

Les ulceres des Poumons sont
d'abord annoncés par le crachement de sang, je viens de l'observer ;
ils sont démontrés par la fiévre, par
le pus que l'on rend ensuite, par
la toux, par une douleur de poitrine,
par les sueurs colliquatives, par l'a-
maigrissement général, & par tous
les autres symptômes qui se mani-
festent au second & au troisiéme
dégré de la Pulmonie causée par
des tubercules.

ARTICLE II.

*Contenant des Observations sur des
Pulmonies, causées par des ulceres
aux Poumons.*

PREMIERE OBSERVATION.

*Sur des ulceres aux Poumons, causés
par un rhume négligé.*

UNe femme de quarante-six ans
d'un tempérament sanguin &
très-robuste, eut un grand rhume

pendant l'hyver de l'année 1745 ;
elle cracha presque d'abord. Les
crachats étoient blancs, ils paroif-
foient digérés ; mais un mois après
ils devinrent gluans & jaunâtres :
la toux augmenta, la malade perdit le fommeil, elle reffentit une
douleur dans toute la poitrine, elle
cracha beaucoup de fang, la fiévre
la prit, elle étoit continue & affez
confidérable; le pus furvint enfuite,
il fut pendant long-tems mêlé avec
beaucoup de fang : de-là des fueurs
nocturnes, l'augmentation de la
douleur de poitrine, la fiévre, la
maigreur, &c.

Cette malade reffentoit tous les
matins un grand poids dans la poitrine ; ce poids ne ceffoit qu'après
avoir rendu beaucoup de pus, &
environ demi pinte de lymphe écu-
meufe. J'inférai de ces accidens
qu'il s'étoit fait dans les Poumons
une perte de fubftance caufée par
un ou plufieurs ulceres, qui, en
détruifant les cellules des lobules

avoient formé un espéce de lac; que le pus se ramassoit pendant la nuit dans ce lac; & que la sérosité provenoit des bouts ouverts des vaisseaux lymphatiques qui y aboutissoient, & qui se dégorgeoient pendant la toux.

La malade, qui n'avoit pas fait beaucoup d'attention à son rhume, m'appella dès qu'elle s'apperçut qu'elle crachoit du sang. Je la fis d'abord saigner du bras, on lui servit l'après-midi un lavement, & vers la nuit elle prit trois dragmes de diacode & vingt grains de poudre hæmatite dans quelques onces d'eau de laitue. Elle cracha encore du sang le lendemain: je fis réitérer la saignée & je la mis dans l'usage du gruau à l'eau, & d'une tisane avec la pulmonaire, le lierre terrestre, quelques sommités fleuries d'hypéricum & le miel de Narbonne. Elle continua ce régime pendant près de deux mois; je fis réitérer pendant quelques soirs la potion cal-

mante avec la pierre hæmatite , &
le crachement de fang ceffa par cet
ufage.

On purgea enfuite la malade
avec deux onces de manne , vingt
grains de rhubarbe & autant de mirobolans citrins dans un verre de
tifane ; je m'apperçus le lendemain
de la purgation que les crachats ne
venoient que difficilement : je fis
prendre pendant les deux jours fuivans plufieurs cueillerées du lohoc
blanc de l'Hôtel - Dieu de Paris :
l'expectoration fe rétablit ; on continua encore de prendre quelques
cueillerées de ce lohoc de tems en
tems avec la tifane ordinaire.

Quand je m'apperçus que les crachats commençoient de diminuer ,
je donnai pendant un mois deux
prifes par jour d'une opiate compofée avec le blanc de baleine , les
yeux d'écreviffes préparés , l'anti-
hectique de la Poterie, les cloportes,
la poudre de regliffe , quelques
gouttes de baume du Perou liquide

& le ſyrop d'ériſimum ; on bûvoit pardeſſus un verre de décoction de ſcolopendre vulgaire. Après cette opiate, la malade ne crachoit que peu ; je diſcontinuai la tiſane pectorale & le gruau, pour faire prendre trois verres par jour de décoction de ſarſepareille & de quiné, où je mêlois le ſoir & le matin quelques cueillérées de ſuc de pulmonaire. La fiévre ceſſa totalement & les crachats étoient lymphatiques, cependant ils étoient chargés tous les matins d'un peu de pus bien digéré : cela me détermina à étendre dans la tiſane de ſarſepareille deux cueillerées d'eau de chaux ſeconde. Dans peu de jours ils ne parut plus de pus ; on finit la cure par l'uſage du petit lait, où l'on faiſoit bouillir au bain-marie les cuiſſes de trois grenouilles, & une pincée de lierre terreſtre & de fumeterre. La malade jouit encore aujourd'hui d'une ſanté parfaite : cependant au moindre exercice violent qu'elle faiſoit

pendant un an après sa guérison ;
elle crachoit du sang en petite quantité ; mais il ne lui en arriva jamais
rien de fâcheux.

SECONDE OBSERVATION.

*Sur un Phthisie provenant d'ulcere
aux Poumons.*

Un jeune Chirurgien de cette
Ville , d'un tempérament sanguin
& délicat , crachoit du sang de tems
en tems dès l'année 1745 : il se faisoit des saignées , il prenoit des as-
tringens. Ces accidens n'eurent pas
de suite : du commencement il
passa près de deux ans sans fiévre
& sans toux ; vers la fin de l'année
1747 , le crachement de sang revint plus considérable qu'auparavant , il fut suivi de fiévre , il parut
bientôt du pus. Le malade se mit
dans l'usage du lait après avoir fait
les remédes généraux, la fiévre augmenta , il fût obligé de le quitter ;
ce Chirurgien déféroit beaucoup

à ſes lumieres, il ne prit plus conſeil que de lui-même dans la cure
de ſa maladie. Cependant le crachement de ſang revenoit de loin
en loin, & il crachoit du pus tous
les matins, il reſſentoit une douleur
conſtante ſous l'omoplate droite :
mais comme il ne ſe trouvoit que
peu de fiévre, il remettoit toujours
ſa guériſon au printems ſuivant,
c'étoit celui de l'année 1749. Tous
les ſymptômes empirerent au commencement de cette ſaiſon, il cracha du pus abondamment : il prit
les eaux de Cauterets , mais dès
qu'il en eût pris pendant trois matins il cracha du ſang en abondance :
il ſuſpendit l'uſage des eaux, &
quelques jours après il en reprit à
petites doſes ; le crachement de
ſang revint. Il ſe rebuta des eaux,
il reprit le lait qui lui cauſa bientôt
des ſueurs noĉturnes, elles devenoient colliquatives ; il diſcontinua
ce reméde pendant deux mois, les
ſueurs ceſſerent par le moyen d'un

bon régime ; il reprit encore le lait après s'être purgé, & fortifié (di-soit-il) son estomac par d'autres remédes : il lui survint dans huit jours un flux de ventre & un cra-chement de sang qui le mirent à deux doigts du tombeau ; il cracha ensuite du pus en abondance, sur-tout le matin ; il sentoit quand il s'éveilloit un poids dans la poitrine vers l'angle inférieur de l'omoplate où il avoit la douleur ; il sentit que les crachats se détachoient de là, en toussant, & qu'ils en sortoient successivement comme d'un ma-gasin. Il resta encore comme par miracle pendant plus de deux ans, entre la mort & la vie, il ne cracha plus que du pus, il avoit toujours la fiévre & souvent des sueurs & des cours de ventre : il observa, jusqu'à sa fin, que les crachats sor-toient toujours du même endroit. Je voyois souvent ce malade, quoi-qu'il ne fût pas sous ma conduite : je lui fis remarquer qu'il ne pre-

noit jamais du lait, que la fiévre &
les autres symptômes de sa maladie
n'augmentaffent confidérablement;
il me l'avoua malgré fa prévention
pour ce reméde, il réfolut de n'en
prendre plus : mais c'étoit trop tard,
il mourut peu de tems après hydropique.

Troiziéme Observation.

Sur un crachement de Sang.

Une jeune Demoifelle d'un tempérament fanguin, eut en 1735
une grande vivacité; deux heures
après elle cracha une grande quantité de fang, à la fuite d'une toux
affez vive; ce crachement de fang
dura toute la nuit. On m'appella le
lendemain, je la fis faigner, & je la
mis dans l'ufage d'une tifane avec
le chiendent, la laitue, la renouée,
quelque feuille de plantain & deux
têtes de pavot blanc écrafées avec
leurs femences; elle en bûvoit co-
pieufement; le crachement conti-

nuoit encore le foir, je la fis refai-
gner & elle prit à l'heure du fommeil trois dragmes de diacode dans
deux onces de fuc de plantain. Le
lendemain le crachement de fang
n'avoit pas encore ceffé; elle prit
un bolus pendant deux jours, le
foir & le matin avec vingt grains
de pierre hæmatite, autant de fang
dragon, dix grains de tormentille,
quatre grains d'alun de roche, &
la conferve de rofes; on ajoutoit à
la prife du foir douze gouttes anodines, & on bûvoit pardeffus un
verre de tifane ordinaire; le crachement de fang ceffa par le moyen
de ces remédes. On fit enfuite ufage pendant quelques jours d'une
tifane avec la buglofe, la fanicle
& le miel de Narbonne: la malade
guérit. Un an après elle retomba
dans le même accident, cependant
elle cracha moins de fang que la
premiere fois, & elle fut guérie par
les mêmes remédes.

J'ai vu depuis que j'exerce la

Médecine, un nombre de perſonnes, qui avoient des crachemens de ſang dangereux cauſés par des coups, par des chûtes, & par d'autres accidents; il en eſt peu qui n'ayent été guéris par ces remédes, quand on les a employés à tems, ou par d'autres qui avoient les même vertus.

QUATRIÉME OBSERVATION.

Sur un crachement de Sang périodique.

Un Gentilhomme âgé de ſoixante ans me conſulta en 1738, ſur un crachement de Sang périodique qu'il avoit depuis l'âge de quinze ans, il n'étoit pas de mois qu'il n'en rendît pour le moins une demi pinte. Ce crachement de ſang inquiétoit le malade, il vouloit abſolument exiger de moi que je l'en guériſſe. Je lui répondis que ſa vie en dépendoit: mais comme il s'obſtinoit à vouloir des remédes, je

lui dis férieufement que dès qu'il
cefferoit de rendre du fang par
cette voie, il pourroit fe préparer
à la mort, & que je ne voulois pas
être fon homicide; il changea enfin de fentiment, il cracha encore
du fang tous les mois pendant quatre ans, & il mourut peu de tems
après avoir ceffé d'en cracher.

CINQUIÉME OBSERVATION.

Sur un crachement de fang dans une maladie Epidémique.

Un homme du peuple, âgé de
cinquante-cinq ans, d'un tempérament affez robufte, m'appella
derniérement pour lui donner du
fecours dans une maladie qui eft
encore Epidémique dans ce pays,
dont je traiterai plus bas fous le ti-
tre d'Affections gangréneufes des
poumons. Je trouvai qu'outre plufieurs autres fymptômes, il crachoit beaucoup de fang; ce qui n'é-
toit pas ordinaire aux malades de

cette conftitution Epidemique. Je lui fis plufieurs queftions fur ce fymptômes : il me dit qu'il n'étoit pas de femaine depuis fon enfance où il ne crachât du fang, & que toutes les fois qu'il avoit la fièvre il en crachoit avec plus d'abondance. Cet aveu fit que je ne m'arrêtai pas au crachement de fang ; & comme s'il n'avoit pas eu lieu, je traitai cette maladie & je la guéris avec les mêmes fpécifiques qui m'avoient réuffi dans d'autres maladies de cette efpéce, comme on le verra dans la fuite de cet ouvrage.

SIXIÉME OBSERVATION.

Sur une hemorragie périodique par le pouce.

Les deux Obfervations fuivantes font tirées des Tranfactions Philofophiques.

Un jeune homme eut une hemorragie des l'enfance, par le pouce

de la main droite, qui continua
périodiquement tous les mois juſqu'à l'âge de vingt-quatre ans. Il
rendit du commencement quatre
onces de ſang, il en rendoit demi
livre à l'âge de dix-ſept ans. Il ſe
brûla le pouce avec un fer chaud,
(croyant de faire ceſſer par-là cette
hemorragie), mais il n'y réuſſit pas;
au contraire il lui ſurvint une hæ-
mophthiſie, dont il ne guérit qu'a-
vec peine par le moyen des ſaignées & d'autres remédes convenables en des cas pareils.

SEPTIÉME OBSERVATION.

Sur un écoulement de ſang périodique
par le doigt indice de la main droite.

Un Cabaretier eut depuis l'âge
de quarante-trois ans juſqu'à celui
de cinquante-cinq, un écoulement
de ſang par le doigt indice de la
main droite, qui venoit preſque
tous les mois; il rendoit chaque
fois juſqu'à quatre livres de ſang.

S'il mettoit quelquefois des aſtringens ſur ce doigt pour empêcher l'écoulement, il lui ſurvenoit des douleurs cruelles dans le bras.

HUITIÉME OBSERVATION.

Sur un crachement de Sang périodique.

Voluſius Saturninus cracha du ſang en certain tems de toutes les années de ſa vie, cependant il ne mourut qu'à l'âge de quatre-vingt-dix ans. Pline a donné cette obſervation.

NEUVIÉME OBSERVATION.

Sennert rapporte qu'un homme de Condition d'un tempérament plethorique, crachoit beaucoup de ſang de tems en tems, ſans qu'il en fût jamais incommodé ; quand il fut vieux, il rendoit tous les jours une grande quantité de ſéroſités, par la même voie ; cependant il parvint à une extrême vieilleſſe.

ARTICLE III.

Réflexions sur la cause de la Pulmo-
nie, causée par des ulceres aux
Poumons.

L'Erosion de la substance des Poumons est causée par un vice de la masse du sang ; je l'ai déja observé. Le pus des ulceres qui en proviennent étant repris, en partie par les vaisseaux, augmente le vice des liquides ; il se fait de nouvelles érosions, & les ulceres se multiplient ou augmentent jusqu'à la mort, à moins qu'on ne trouve le moyen d'en borner le progrès.

Le pus des ulceres qui provient de la rupture de vésicules des Poumons, par l'abondance des matieres, corrompt également la masse du sang ; mais si elle n'étoit pas viciée auparavant, les effets de ce pus ne sont pas d'abord si considérables, & le progrès de la phthisie est moins rapide.

Le sang que l'on rejette par l'expectoration & qui vient de l'intérieur du thorax, est livide, noirâtre & fort altéré, parce qu'il a resté long-tems hors des vaisseaux, & l'on ressent quelque douleur dans l'intérieur de la poitrine. Celui qui vient de la trachée-artere est toujours en petite quantité, & un peu écumeux; on ressent en cette partie une petite douleur sourde, & l'on crache presque sans tousser. S'il s'y forme des ulceres à la suite d'une expectoration sanguinolente, ils ne sont pas si dangereux, & ils guérissent plus aisément que ceux des Poumons; cependant ils peuvent causer la phthisie.

Lorsque le sang vient en certaine quantité avec une toux assez forte, & qu'il est écumeux, on ne doit pas douter qu'il ne vienne des Poumons; il ne peut pas en sortir sans écumes par rapport à l'action continuelle que l'air exerce dans ce viscere. Hyppocrate l'a remarqué dans

un aphorifme : *Quicuinque fpumo-
fum fanguinem expuunt iis, è Pulmone
eductio fit.*

On diftingue encore le fang qui vient des Poumons de celui qui vient de toute autre partie, en ce qu'il eft divifé, d'une couleur vermeille, & en ce qu'on le rejette tout de fuite & fans douleur. Le fang qui vient de l'intérieur des Poumons, eft plus abondant & moins écumeux que celui qui vient des véficules orbiculaires, où il s'eft jetté de quelqu'un des vaiffeaux qui forment le lacis dont elles font entourées ; cette différence rend auffi la toux plus ou moins forte & fréquente.

Il y a des crachemens de fang provenant des Poumons, qui caufent des ulceres ; & d'autres qui n'en caufent pas, & qui font au contraire néceffaires pour la confervation de la vie. On en a vu des exemples dans les Obfervations précédentes : on en trouve de pareils

dans

dans bien des livres qui traitent de cette matiere, c'eſt une choſe déja éclaircie, c'eſt pourquoi je n'en parlerai ici que très-ſuccintement. Les vaiſſeaux des Poumons ſont minces & délicats; ils ſont tellement entremêlés les uns dans les autres qu'ils forment une eſpéce de toile très-déliée, ils n'ont pas de chairs qui les ſoutiennent; cela fait qu'ils ſe rompent aiſément & ſouvent au moindre exercice, ou au moindre effort que l'on fait, ſur-tout lorſqu'il y a des cicatrices. Le ſang (quand on s'agite) eſt pouſſé avec beaucoup plus de force & plus fréquemment au ventricule droit; le cœur, au lieu de ſe contraƈter ſoixante-cinq fois dans une minute, ſe contraƈte cent vingt fois, ſelon les obſervations de Mr. Halles; ce liquide doit être lancé dans les Poumons avec une force prodigieuſe: il n'eſt pas ſurprenant que l'augmentation de ſon volume & la quantité extraordinaire des

G

forces qui le preſſent, faſſe crever des vaiſſeaux d'une telle délica‑ teſſe.

Comme le ſang (ſelon les loix de l'hydroſtatique) doit couler, ou ſe faire iſſue par les endroits où il trouve le moins de réſiſtance, il arrive ſouvent qu'il s'échappe par les bouts des artéres, ſurtout quand ils ſe trouvent lâches & entr'ou‑ verts, & quand ils lui réſiſtent moins que les parois de ces vaiſſeaux ; ſi ce liquide n'eſt pas vicié, & qu'en s'échappant par ces bouts artériels, il n'y faſſe pas des éroſions ni des déchirures, il ne peut pas s'y for‑ mer des ulcéres. Lorſque les bouts de ces calibres ont été une fois en‑ tiérement ouverts, il eſt rare qu'ils ſe referment exactement ; cela fait qu'à la ſuite des exercices un peu forts ou violens, on peut cracher du ſang ſans danger.

Comme la ſeule pléthore eſt en état de faire crever les petits vaiſ‑ ſeaux des Poumons, elle peut ainſi

en forcer les bouts ; & faciliter par-
là un écoulement périodique de ce
liquide dans les hommes pléthori-
ques ; c'eſt par une pareille mécha-
nique que les regles coulent aux
femmes. Les tuyaux des vaiſſeaux
ſanguins de la matrice s'ouvrent
dans la cavité de ce viſcere, leurs
bouts ne réſiſtent pas à une impul-
ſion un peu forte, car ils laiſſent
paſſer l'air qu'on y ſouffle dans la
cavité de la matrice & du vagin :
il eſt vrai que dans les femmes cela
ſe fait par une diſpoſition naturelle
& ordinaire, cequi n'eſt pas dans
les hommes ; mais la nature qui
veille toujours à la conſervation de
l'eſpéce peut ſuſciter aux hommes,
ſans danger, de pareilles évacuations périodiques par les Poumons,
ou par d'autres parties, quand ces
évacuations leur ſont néceſſaires ;
comme elle a eu fait couler ſans
danger les ſecours des femmes par
le pouce, par les Poumons même
& par d'autres parties de leurs corps

(selon plusieurs •Obſervateurs) ; quand le ſang n'a pas pu être évacué par la matrice.

Une jeune fille graſſe & fraîche vient à ce moment de me conſulter : elle étoit alarmée d'un écoulement de ſang, par un mammelon preſque continuel, & qui augmente vers le tems de ſes ſecours ; elle a cet écoulement depuis quatre ans. J'ai examiné le mammelon, j'ai d'abord apperçu au centre un tuyau de ceux qui aboutiſſent aux conduits laiteux extrémement dilaté, par où il ſort de groſſes gouttes de ſang, quoique la mammelle & le mammelon ſoient d'ailleurs dans l'état naturel. Ce ſang ne peut venir que de l'ouverture du bout de quelque vaiſſeau capillaire ſanguin qui aboutit à ce tuyau, que cet écoulement a fait dilater.

Il peut ſe rompre dans les Poumons de petits capillaires de vaiſſeaux ſanguins, ſans qu'il en ſurvienne des ulcéres, comme il arrive souvent dans la pleurefie ; c'eft un effet de la pléthore de ce vifcere caufée par l'inflammation de pleure (comme je l'ai expliqué ailleurs). Ces petits capillaires font d'abord vuides de fang, ils s'affaiffent fur eux-mêmes : d'ailleurs les évacuations qu'on fait dans ces maladies, les vuident encore d'avantage, les lévres de leurs plaies fe réuniffent aifément ; c'eft l'ouvrage de la nature.

Pour peu que les vaiffeaux qui fe rompent dans les Poumons foient confidérables, on doit craindre la phthifie ; cependant elle n'a pas toujours lieu en de pareils cas, furtout fi la pléthore eft ôtée, & que le fang foit pur, balfamique & bien conditionné ; on eft fouvent guéri de pareils accidens fans le fecours de l'art. Ces fortes de guérifons font réfervées pour ces tempéramens heureux, où la nature fe fuffit à elle-même ; il y auroit de la témérité, quelque bien conftitué que l'on fût, de vivre dans une telle confian-

ce, & de ne pas faire de remédes
après un crachement de fang acci-
dentel, puifque la plûpart de ces
accidens plongent le plus fouvent
les gens les plus robuftes dans une
phthifie mortelle & dans un péril
prochain.

ARTICLE IV.

*'Réflexions fur la cure de la Pulmonie
caufée par des ulceres aux Poumons.*

SI les ulceres font précédés par
des hemorragies, il faut d'a-
bord donner une entiére attention à
celles-ci, jufqu'à ce qu'elles n'ayent
plus lieu. On fait à cet effet des faignées au bras, plus ou moins réitérées, felon que l'hémorragie eft
confidérable; fi les faignées au bras
ne fuffifent pas on faigne au pied.
Les bains & les fomentations font
fouvent de bons effets; on donne
en même tems des décoctions, ou
des fucs de plantes aftringentes &
vulnéraires; on donne des poudres

ou des opiates qui ont la même vertu ; on soutient l'effet de ces remédes avec des narcotiques, &c. Voyez les Observations.

Quand l'hemorragie a cessé, on traite l'inflammation & l'ulcere, comme la pulmonie causée par des tubercules, quand elle est au second & au dernier dégré, elles sont toutes suivies à-peu-près des mêmes symptômes. Il ne faut jamais perdre de vue dans ces maladies la qualité du sang, surtout quand elle en est la principale cause.

Il est essentiel que les malades soient pleins de confiance, quand ils ont eu le malheur de tomber dans la pulmonie ; la sécurité de l'esprit seconde les remédes & en assure le succès ; il est rare que ces succès ne soient pas heureux, quand on appelle à tems des Médecins capables de donner du secours à propos.

Je n'avance rien de trop, mille observations nous convainquent

qu'on guérit les ulcéres des Poumons; bien plus on guérit les plaies
de ce viſcere, avec perte conſidérable de ſubſtance. Lommius en
rapporte un exemple célébre, &
on en peut voir une infinité d'autres dans des Auteurs dignes de
foi. Gallien ne manquoit jamais
une cure d'hemoptiſie, s'il étoit
appellé dans les premiers jours
que ces accidens ſurvenoient ;
ſeroit-on moins heureux que cet
Auteur, dans ce tems où la Médecine fait des progrès vers ſa per-
fection ? non, on guérit des pulmonies de toutes les eſpéces, & l'on
en guériroit bienplus,ſi l'on pouvoit
ſe défaire du faux & préjudiciable
préjugé où l'on eſt, que ces maladies ne ſont pas curables : je porte
la choſe plus loin, je dis qu'on ne
doit pas déſeſpérer d'en guérir même quand elles ſont héréditaires,
pourvu qu'elles ne ſoient pas cauſées par certains vices de conformation ; cela me donne lieu de faire
les réflexions ſuivantes.

ARTICLE V.

Réflexions générales sur les Pulmonies & autres maladies héréditaires.

Hyppocrate nous a appris le premier que les maladies héréditaires se transmettent aux enfans, par le moyen de la semence & du lait : elles proviennent donc indifféremment du perc ou de la mere. Il dit ailleurs que ces maladies ayant pris naissance avec les hommes, leur principe se développe à proportion de l'accroissement de l'animal.

Hyppocrate a encore fait une autre Observation qui est confirmée tous les jours par de fâcheuses expériences ; c'est que les aveugles engendrent des aveugles, que les boiteux engendrent des boiteux, &c. Nous voyons par là que la nature se fait des habitudes des accidens qui arrivent aux hommes,

G v

& qu'elle s'aſſujettit à des loix qui lui ſont dictées par le malheur des familles ; on l'a vue encore s'aſſujettir, dans des pays entiers, aux effets d'une fauſſe prévention des peuples qui les habitent. Les Macrocephales, dit d'Hyppocrate, ſont un peuple de l'Inde : ils avoient orignairement la tête faite comme les autres hommes ; mais s'étant figurés que ſi leurs têtes étoient longues, elles en ſeroient plus belles, ils comprimoient celles de leurs enfans pour qu'elles priſſent cette figure ; ils y réuſſirent tellement, que dans la ſuite ils naiſſoient ſans le ſecours de l'art avec la tête allongée.

Un Capitaine de vaiſſeau m'a aſſuré que les Caraibes, peuples des Antilles, étant prévenus que les hommes qui avoient le front plat, étoient plus valeureux que les autres, applatiſſoient, par un uſage général, cette partie de la tête à tous leurs enfans, & que mainte-

nant, fans le fecours de l'art, ils
.naiffoient avec le front un peu ap-
plati ; que même le petit nombre
de Negres qui fe font habitués
vers Saint Domingue , naiffoient
prefque comme les naturels du
païs.

Nous voyons tous les jours que
les gouteux engendrent des gouteux , que les vérolés engendrent
.des vérolés , les pulmoniques des
pulmoniques , &c.

Toutes ces Obfervations infinuent, qu'il y a des maladies héréditaires , qui dépendent des folides & d'autres des liquides.

Les maladies héréditaires qui
dépendent des folides , font des
conformations contre nature, comme celle des boiteux , des Macro-
céphales, &c. Les enfans portent en
naiffant des marques de celles-ci ,
fans que les liquides en foient jamais altérés, pourvu que ces liquides
ne foient pas gênés dans leurs diftributions , comme il arrive très-fou-

G vj

vent dans des poitrines trop étroi-
tes; que le tissu des solides ne
soit pas relâché ou trop tendu,
comme on le voit dans les poumons de certaines personnes déli-
cates; dans tous ces cas, on doit
craindre des arrêts inflammatoires,
ou des obstructions lymphatiques
dangéreuses.

Il y a des vices de conformation
que l'on guérit dans l'enfance, par
le moyen de l'art; & quand la nature a pris de fausses habitudes, on
pourroit la redresser en lui en faisant de contraires. Si les Macrocé-
phales, par exemple, revenoient
de leur fausse prévention, & que,
par un usage général, ils redonnas-
sent, par le moyen de l'art, aux
têtes de leurs enfans la forme qu'elles devroient avoir, il y a apparence
que leurs neveux seroient, en cela,
avec le tems tout comme les autres hommes; il semble même que
la nature devroit moins résister à
des impressions qui la remettroient

ſur ſes anciennes voyes, qu’elle n’a eu de facilité pour s’habituer à ſe mutiler elle-même, s’il m’eſt permis de me ſervir de ce terme.

Les maladies héréditaires qui dépendent des liquides ne ſe manifeſtent ordinairement que long-tems après la naiſſance ; c’eſt, comme je l’ai obſervé ailleurs , quand on a perdu cette ſeve primordiale que la nature employe pour l’accrétion des parties : le virus héréditaires ne peut rien auparavant ſur ces parties , parce que tout eſt inondé de cette ſeve , c’eſt un ſuc gluant & onctueux , qui enduit tout juſqu’aux parties primigenes des ſolides. Mais quand le corps a reçu toute ſon accrétion, que tous les vaiſſeaux ſont développés , que les ſolides ont pris un ton affermi , & que les liquides n’ont plus tant de ſuc nourricier comme dans les adultes, ou dans les hommes faits , le virus héréditaire ſe debarraſſe , il ſe développe , il agit d’abord ſur

les liquides, il leur communique
ſes qualités & les fait dégénerer inſenſiblement, non pas totalement
& dans toute la maſſe, mais dans
les parties de celle-ci, qui peuvent
moins réſiſter à ſon action ; c’eſt
le plus ſouvent la lymphe qu’il déprave. C’eſt-là une ſource de goutte
dans les uns, de calcul ou d’écrouelles dans les autres ; de vérole dans
ceux - ci, dans ceux - là de phthiſie, &c.

Les liquides ainſi dépravés, s’ac-
cumulent par congeſtion dans les
vaiſſeaux où ils ſont arrêtés, ils ſe
corporifient inſenſiblement & ſe
durciſſent par une eſpéce de végétation contre nature, comme dans
la goutte les écrouelles, les tubercules, &c. où ils ſe corrompent
par une ſucceſſion contagieuſe de
partie à partie, qui ſe communique des liquides aux ſolides, & de
ceux-ci aux liquides comme dans
la vérole, dans la phthiſie provenant d’ulceres, dans la lepre l’épi-

lepfie, &c. Il n'eſt pas de ſécrétion dans le corps de l'homme, qui ſe faſſe avec tant d'apparat & de pré- caution que celle de la ſemence; c'eſt ſans doute ce qui a fait dire à Ariſtote, qu'elle provient de toutes les parties du corps. Il ajoute que la ſemence eſt ſaine quand elle vient des parties ſaines, & mal ſaine quand elle vient des parties mal ſaines.

On ſeroit cependant dans l'er- reur, ſi l'on ſe perſuadoit que dans les maladies héréditaires, cette li- queur ni le lait fuſſent pervertis dans leur nature; ce ne ſont au contraire que des parties du virus, étrangéres à la ſemence & au lait, qui ſont confondues avec ces li- quides. Ces parties reſtent toujours étrangéres & aſſujetties, tant dans l'embryon que dans l'enfant, & mê- me dans l'homme adulte, juſqu'à ce qu'elles trouvent occaſion pour ſe développer; ſi c'étoit autrement, la ſemence ne ſçauroit être proli-

fique , & le lait feroit plutôt un poifon qu'un aliment , s'il fe pouvoit
qu'une telle femence fût prolifique,
& qu'un tel lait pût fervir de nourriture pour un tems , les chairs les
membranes, les mufcles les os, &c.
tout feroit ourdi & tiffu d'un virus
pourriffant , corrofif , coagulant ,
&c. Selon fa nature, il feroit impoffible que l'homme parvint à fa per-
fection ; au lieu qu'on en voit tous
les jours qui font nés de parens
infectés , & qui ne font jamais atteints de leurs maladies ; d'ailleurs
ceux qui ont le malheur de naître
avec des femences de corruption
héréditaires , parviennent ordinairement à l'âge de puberté , fouvent
même à trente ans & au de-là , fans
en avoir été incommodés auparavant ; au lieu qu'on voit tous les
jours que dès que les folides commencent à être attaqués dans la
vérole , par exemple , dans la pulmonie , &c. on commence à dé-
cliner , & qu'il ne faut pas aller bien

loin pour être pourri, desséché, &c.

Il n'est rien de si commun que de guérir des véroles : on en guérit tous les jours d'héréditaires ; il n'est point de praticien en Médecine qui ne pût fournir des Observations sur de pareilles cures. Je guéris encore l'année derniere 1751,une fille de dix-huit ans, qui avoit des tubercules aux Poumons, (elle venoit de parens qui étoient morts pulmoniques) ; elle étoit déja menacée du second dégré de phthisie : trois mois après qu'elle eût usé des remédes qu'on peut voir dans mes Observations sur cette maladie, la toux, la douleur de poitrine, & tous les autres symptômes disparurent, elle se porte depuis ce tems-là parfaitement bien ; j'ai souvent réussi en plusieurs autres , dont les parens étoient morts pulmoniques. On guérit également des écrouelles héréditaires & de bien d'autres maladies de cette espéce , pouvu qu'on ne les laisse pas invétérer,

dans le fujet actuellement malades,
& que l'on faffe des remédes convénables , dès qu'on s'apperçoit
de quelque fymptôme qui les annonce. Mille Obfervations prouvent ce que je viens d'avancer ; il
n'eft que le peuple qui en doute,
& des gens, (s'il en eft quelqu'un
pour le malheur des hommes), qui
s'annoncent pour Médecins fans
avoir des connoiffances fuffifantes
de la véritale Médecine.

Si l'on guérit des maladies héréditaires, on doit convenir que les
liquides & les folides ne font pas
infeétés dans leur fubftance ; il feroit impoffible de les rectifier s'ils
avoient été formés & nourris par
des principes de corruption ; mais
il eft aifé de comprendre qu'on
peut détruire des molécules étrangéres, qui nagent ifolées dans les
liquides, & borner le progrès de
leurs mauvais effets, quand elles
commencent à fe développer &
d'exercer leur contagion ; ces ma-

adies sont plus rebelles que quand elles viennent par accident ; mais on en vient à bout, si l'on s'y prend à bonne heure, & que l'on ne se laisse pas déconcerter par leur résistance.

Rien ne seroit plus intéressant pour l'humanité, que de trouver un moyen pour borner dans les familles le progrès des maladies héréditaires. Cela a toujours paru impossible, parce qu'on a toujours cru, dans ces maladies, la masse des liquides généralement infectée, je l'ai déja observé. On se fondoit sur un faux principe, il faut changer de système ; puisque l'on guérit des véroles, des pulmonies, &c. communiquées des peres aux enfans. On ne fait ces cures qu'en diminuant la cause de la maladie, au point qu'elle ne peut plus affecter les liquides & les solides ; mais il reste ttop souvent assez de cette cause pour qu'il en passe aux enfans par le moyen de la semence & du

lait, c'eſt parce qu'on ne reſte pas
aſſez dans l'uſage des remédes.

On n'a pas vu qu'une vérole héréditaire bien guérie ait affecté les
enfans qui ſont venus après la cure
de cette maladie, il en ſeroit de
même des autres maladies ; & pour
s'aſſurer de leur guériſon radicale,
il ſeroit bon de revenir plus d'une
fois aux mêmes remédes qui en ont
d'abord borné le progrès, & diſ-
ſipé les ſymptômes ; car pour bien
diviſé & diſſeminé que fut le virus
dans le corps de l'homme, on le
détruiroit enfin totalement par des
remédes appropriés. *Qui poteſt ma-*
jus, poteſt minus.

Ce que je viens d'obſerver ſur
les maladies héréditaires, ne doit
s'entendre que des maladies de
l'eſpéce de celles qui peuvent être
guéries quand elles viennent par
accident, & de celles dont on a
trouvé le ſpécifique & le reméde,
& non pas de celles qui ſont d'a-
bord regardées comme incurables,

omme la goutte, par exemple,
&c. peut-être encore celles-ci ne
ont-elles regardées comme incu-
bles, que parce qu'on donne trop
à préjugé, & qu'on racourcit le
cas de la Médecine, en les aban-
donnant au foin de la nature.

SECTION QUATRIEME.

De l'ufage du lait dans la Pulmonie.

ARTICLE I.

Réflexions générales fur les bonnes &
mauvaifes qualités du lait.

LA nature a deftiné le lait pour
fervir de premiere nourriture à
une grande partie des animaux ;
ce liquide, quand il eft bien conditionné, a une faveur douce &
agréable : on n'y découvre quand
il eft dans fon état naturel, ni
acide, ni alkali, de même que dans
les autres fubftances animales ; cela

doit d'abord faire préfumer que le lait eft en quelque façon analogue à ces fubftances, & qu'il eft très-propre pour les nourrir, & pour en réparer les pertes.

Le lait ne différe du chile, qu'en ce qu'il ne fournit jamais, par l'analife, d'alkali volatil; il eft plus trituré que le chile, puifqu'il a paffé par le cœur, par les Poumons & par plus de vaiffeaux que celui-ci : le lait a été déja digéré, il exige moins d'action de la part des organes des digeftions que les autres alimens. Il paroît par-là qu'il doit leur être préféré furtout, quand ces organes ne font pas aifément leurs fonctions. On a faifi cette idée dès le commencement de la Médecine connue, & il eft des cas qui exigent qu'on ne l'abandonne pas.

On ne donne pas feulement le lait comme aliment, on le donne encore comme reméde : il prévient des defféchemens, il répare des maigreurs & des pertes de fubftan-

ces caufées par des phthifies, pourvu
qu'il n'y ait plus de fiévre, des mouvemens fpaftiques avec des éréthif-
mes phlogiftiques, de caufe de col-
liquation, de météorifme dans les
entrailles, des cours de ventre-bil-
lieux, ou fanguinolens, d'hémor-
ragies, &c.

Le lait rétablit des poitrines foibles, il foutient des Poumons délicats, il en calme les fpafmes, &c.

On donne encore le lait, (mais
peut-être mal-à-propos) dans tous
les tems des Pulmonies, &c. Les
matieres animales font moins propres à donner de bon lait que les
matiéres végétales, car les parties
des animaux font plus alkalifées &
plus difpofées à la pourriture que
celles des végétaux: cependant le
lait qui vient de ceux-ci, fe corrompt très-aifément ; c'eft un effet
des parties animales, car il ne peut
pas être formé dans le corps de
l'animal, fans être mêlé avec des
fucs entiérement travaillés, & de-

venus matiéres purement animales.

Les parties des alimens dont nous nous nourriſſons paſſent dans le ſang ſans ſe décompoſer, & entrent dans les mammelles, ſans avoir ſouffert preſqu'aucun changement, comme il paroît par l'expérience de Lower; de-là vient que le lait participe aux bonnes & aux mauvaiſes qualités des alimens d'où il provient. Si le lait provient de mauvais alimens, il ne peut être que mauvais : ſi l'animal qui le fournit a jeuné vingt-quatre heures, il devient ſallé de mauvais goût, d'une couleur jaunâtre, il ſe corrompt en peu de tems, & il fournit une nourriture pernicieuſe.

Quoiqu'on ne découvre pas d'abord dans le lait, ni acide, ni alkali, il contient cependant beaucoup de ces matiéres, ſurtout des acides ; mais ces acides ſont liés & combinés de maniere qu'ils ne ſont point ſenſibles. Tant que le lait reſte dans cet état, qu'il eſt digéré

ſans

fans trop de chaleur, fans trouble, fans précipitation; qu'il ne trouve pas dans l'eftomac, ni dans le fang, des matieres propres à le corrompre & des obftructions dans les vifceres à fomenter, il ne peut faire que de bons effets: mais s'il en eft tout autrement, c'eft un reméde pernicieux & un aliment à craindre.

Le lait fe corrompt aifément, il s'aigrit de lui-même, il fe coagule quand il eft battu fans aucun mélange d'acides; fi l'on y mêle un acide lorfqu'il eft encore doux, & nouvellement tiré de l'animal, il fe caille fubitement: le fang auffi fe coagule, fi l'on y mêle un acide pendant qu'il eft chaud.

Les alkalis fixes coagulent le lait, je parle d'après l'expérience: ce liquide en acquiert une couleur rouffe tirant fur le rouge, cela provient de ce que les alkalis en attaquent la partie graffe.

Le lait s'alkalife dans les fiévres, il change de couleur; on l'a vu devenir jaune du foir au lendemain. La chaleur qui s'excite dans le fang par toute autre caufe produit le même effet ; on voit tous les jours que la chaleur du feu accélere la coagulation de ce liquide.

Il confte par l'expérience que le lait abonde en parties huileufes ; ces parties s'en féparent à mefure qu'il s'échauffe : il en eft de même des parties graffes du fang ; elles s'exaltent plus ou moins , felon les différens dégrés de la chaleur du corps.

Si le fuc de l'eftomac eft en état de corrompre le lait dans ce vifcere (cela arrive très-fouvent), ce fuc qui provient directement de la maffe du fang , doit avoir dans les vaiffeaux des matieres qui lui font analogues. Ces matieres font toujours prêtes à continuer & à augmenter la corruption du lait, partout où elles ont occafion de fe mêler & de fe confondre avec ce liquide. Le lait fait encore cet effet fur lui - même dans les vaiffeaux, lorfqu'il a été corrompu dans l'eftomac. Nous voyons tous les jours que la préfure, qui n'eft qu'un refte de lait demi digéré qu'on trouve dans l'eftomac des veaux, fait cailler le lait très - promptement : & l'expérience nous convainc que le chile circule pendant affez long-tems dans le fang fans fe dépouiller de fa couleur. Si l'on ouvre la veine d'un animal quatre ou cinq heures après qu'il a mangé beaucoup, on diftingue une grande quantité de chile féparée du fang. On doit conclure de cela que le principe de corruption qui corrompt le lait dans l'eftomac, continue de le corrompre dans les vaiffeaux, & que ce principe de corruption eft encore multiplié par la corruption du lait lui-même.

Le lait corrompu, corrompt la maffe du fang : elle n'eft pas moins fufceptible de corruption que ce liquide, felon Willis. *Sanguis* (dit cet Auteur) *interdum inſtar lacti ſponte aceſcentis depravatur.* Le ſang s'aigrit toujours un peu avant de ſe corrompre ; l'acide du lait étant développé dans les vaiſſeaux , lui communique aiſément cette mau-vaiſe qualité.

Sennert comprend le lait gru-mélé dans la claſſe des venins. Fer-nel a remarqué que le lait ſe cor-rompt aiſément dans les eſtomacs chauds & bilieux. Si l'on prend ſouvent du lait (dit Gallien), il s'agrit, ou il cauſe des nauſées avant d'être digéré. Dolæus recommande de mêler avec le lait du ſucre ou du miel , afin qu'il ne s'aigriſſe pas ſi facilement, & qu'il ne ſe con-vertiſſe pas en grumeaux. Cet Au-teur obſerve ailleurs que ſi l'on fait uſage de lait , on doit faire atten-tion qu'il n'y ait pas dans l'eſtomac des acides vicieux (il veut dire des acides développés) : s'il y en avoit il ſeroit de toute néceſſité de détruire ces acides par le moyen des abforbans : qu'autremént le lait fe coaguleroit & cauferoit plus de ravage qu'on ne fçauroit en efpérer de bons effets : il ajoute que le lait eft nuifible dans les fiévres putrides , & dans les diarrhées.

Les abforbans font des remédes ufités par tous les Médecins , pour prévenir les mauvais effets du lait dans l'eftomac. C'eft une opinion générale que les abforbans neutralifent les acides en fe mêlant avec eux. Ces précautions font bonnes , elles peuvent être utiles ´& même fuffifantes quand la maffe du fang n'eft pas dépravée , pourvu que d'autres indications n'éloignent pas l'ufage du lait. Mais quand une partie de la maffe des liquides dégénere ou eft pervertie , le principe de corruption l'emporte , il eft toujours le vice dominant , & le lait ne fçauroit être garanti de fes pernicieux effets.

Il eft enfin généralement avoué , que lorfque le lait fe corrompt dans

l'eftomac, il occafionne des nau-
fées, des vomiffemens, de vives
coliques, des diarrhées, des diffenteries dangereufes, la fiévre,&c.
Ces accidens pris en général ou
féparément, font toujours à craindre, furtout dans la Pulmonie.
Voyons en peu de mots les effets
qu'il peut faire dans cette maladie.

ARTICLE II.

*Réflexions fur l'ufage du lait au pre-
mier dégré de Pulmonie.*

LE lait peut tempérer certains
vices des Poumons, je l'ai déja
obfervé, & prévenir par-là la Pulmonie; mais dès que cette maladie a commencé, le lait ne peut
être que funefte dans tous fes différens dégrés. On pourra rapporter
à la Pulmonie qui commence par
des ulceres, tout ce que je dirai
dans les deux Articles fuivans fur
les tubercules fuppurés; je ne par-

lerai dans celui-ci que des effets du lait quand les tubercules font crus.

Les tubercules des Poumons font des obſtructions qui ſe forment par dégrés : ils commencent par des concrétions fines qui durciſfent inſenſiblement, qui nagent dans la maſſe générale de la lymphe, & qui obſtruent les petits vaiſſeaux des Poumons. Ces concrétions peuvent être formées dans les vaiſſeaux qu'elles obſtruent ; c'eſt là le commencement de toutes les obſtructions lymphatiques, elles ont généralement leur principe dans la maſſe des liquides.

Les concrétions de la lymphe ſuppoſent dans les liquides un principe coagulant : tout ce qui eſt en état d'occaſionner des concrétions lymphatiques, eſt en état de coaguler le lait & ſa ſéroſité ; on en eſt convenu d'après l'expérience. Les parties du lait qui ſe coagulent plus ou moins ſelon qu'elles rencon tent dans les vaisseaux des principes qui les rapprochent plus ou moins les unes des autres, font autant de concrétions, qui se joignent aux tubercules, les augmentent, on en forment de nouveaux dans les petits vaisseaux des Poumons. D'ailleurs le lait engourdit beaucoup la masse du sang, & la rend par là plus propre à former des congestions & des resistances : c'est pour cette raison que l'Auteur de la Chymie de Montpellier ne donne que fort peu de lait dans le traitement de la vérole, parce que (selon lui) le lait empêche l'action du mercure.

Quoiqu'il y ait plusieurs espéces d'obstructions, elles proviennent toutes d'un principe coagulant, dont le lait est très en état d'augmenter les effets. Ces effets du lait doivent plutôt avoir lieu dans les Poumons que dans toute autre partie, parce que ce liquide passe tout dans ce viscere, & avec toutes fes qualités ; au lieu qu'il eft bien plus trituré, & en bien plus petite quantité, quand il eft dans les autres vifceres, puifqu'en fortant du cœur après avoir paffé par les Poumons fa maffe fe diftribue avec égalité dans toutes les parties du corps.

Comme le lait que l'on prend paffe dans les Poumons dans toute fa quantité, & avec fes qualités (felon que je viens de l'obferver), les concrétions laiteufes doivent plutôt fe former dans les petites divifions des vaiffeaux pulmonaires que par tout ailleurs ; ce font ces vaiffeaux qui reçoivent tout le lait, & dont les infinies diverfions forment autour des véficules le raifeau de Malpighi.

Il peut auffi fe former des tubercules & des obftructions laiteufes dans les petites divifions de l'artere bronchiale, qui fert pour nourrir les Poumons, tout comme dans les autres vifceres ; mais non pas

ſi aiſément que dans les vaiſſeaux
pulmonaires, puiſque le lait ne
parvient à cette artere qu'après
avoir circulé dans les Poumons,
d'où il revient au cœur avec les
autres liquides, à l'aorte enfin, ou
aux intercoſtales, où l'artere bronchiale prend naiſſance.

Le lait eſt extrémement battu
dans les Poumons par l'action & la
réaction du thorax, par la dilatation de l'air dans les véſicules, &
par les mouvemens ſyſtaltiques du
cœur & des arteres. Les compreſſions auſquelles le lait eſt expoſé
dans ce viſcere ſont irrégulieres ;
car les tubercules racourciſſent &
dérangent l'ordre des oſcillations
naturelles des fibres. Ces forces irrégulieres & précipitées par les op-
poſitions qu'elles rencontrent partout, accompliſſent les concrétions
du lait déja figé par le principe
coagulant, durciſſent les tubercules, & font que ceux-ci ſuppurent
plutôt que ceux des autres viſceres.

Quand la pulmonie eſt héréditaire, il y a toujours dans le ſang
un principe coagulant, autant en
état (quand il ſe développe) d'agir
ſur le lait que ſur le ſang lui-même, & ſur ſa lymphe; & enſuite
le lait aigri ſeconde l'action de ce
pernicieux principe.

Ce que je viens de dire ſur l'effet
du lait dans les tubercules des Poumons, eſt confirmé par les Obſervations des plus fameux Praticiens
en Médecine.

Morton a obſervé que ſi les phthi-
ſiques ont des obſtructions dans le
foye, il faut éviter l'uſage du lait,
parce qu'il augmente les obſtructions, & qu'il cauſe des ulceres &
des hydropiſies qui rendent la premiere maladie incurable. Cet Auteur ne décide-t'il pas formelle-
ment (en ſuivant l'anologie des
obſtructions), que le lait ne convient pas dans les tubercules des
Poumons.

Mr Deſſault aſſure qu'il a tou-
H vj

jours trouvé dans la phthifie des
embarras confidérables au foye ; il
dit encore qu'il a vu des phthifies
fans ulceres , & non jamais fans tubercules. J'ajoute qu'il eft très-rare,
pour ne pas dire impoffible , que
dans la pulmonie il y ait de vifcere
fans quelque embarras , fur tout
vers la fin du premier dégré, & dans
tous les autres ; la fiévre, les dégoûts, les fueurs colliquatives, les
infomnies , & les diarrhées qui fur-
viennent dans cette maladie , démontrent autant ces embarras que
ceux des capillaires. Enfin Mr Bar-
beyrac obferve , que fi la phthifie
vient de quelque obftruction, on
doit travailler à en délivrer le malade avant que de lui prefcrire l'u-
fage du lait, de peur que l'obftruction n'augmente ; le lait eft donc
nuifible , felon cet Auteur , dans la
pulmonie qui vient des tubercules.

Je ne m'étendrai pas davantage
fur les mauvais effets du lait dans
les tubercules des Poumons, par-

ee qu'on peut les comprendre aifément fi l'on veut fecouer le joug
du préjugé : & je ne parlerai pas ici
des autres altérations que ce liquide peut fouffrir dans le premier
dégré de pulmonie ; mes Réflexions
fur ce liquide en ont déja donné
une idée , & j'en traiterai plus amplement dans les Réflexions fuivantes.

ARTICLE III.

*Réflexions fur l'ufage du lait au fe-
cond dégré de Pulmonie.*

LA fiévre qui étoit petite au premier dégré de Pulmonie , eft
très-confidérable au fecond dégré
de cette maladie ; les tubercules
s'enflamment, ils fuppurent, la chaleur eft inquiétante , on crache le
pus, on fue, le fang fe corrompt,&c.

Quel bon effet peut faire le lait
avec tous ces fymptômes , puifque
tout concourt à le corrompre? On

a vu dans les Réflexions fur ce li-
que la fiévre l'alkalife, que les bat-
temens & la chaleur le coagulent,
que le mêlange des acides le gru-
mele, & qu'il eft un poifon étant
grumelé ; que paffant en cet état
dans les vaiffeaux, il fe corrompt
de plus en plus, & qu'il met le
comble à la corruption de la maffe
des liquides ; tout cela doit arriver
au lait dans la pulmonie : on n'a
pour s'en convaincre qu'à en fuivre
les fymptômes, & fe rappeller ce
que j'ai déja dit fur ce liquide.

Que le fuc de l'eftomac tienne
dans les pulmonies de l'acide ou
de l'alkali, que l'un ou l'autre de
ces principes excéde dans le fang
ou dans fa lymphe (tout étant
mal difpofé d'ailleurs.), le lait ne
peut que fe corrompre ; puifque les
alkalis fixes, font fur lui le même
effet que les acides, comme je l'ai
remarqué ci-devant.

Si l'on mêle avec la falive d'un
homme qui fe porte bien, quelque

goutte d'esprit de vitriol, cette salive se coagule d'abord, elle devient blanche & gluante, telle enfin que la salive des phthisiques;
c'est une observation du Docteur
Leigh. Si l'on jette des acides dans
la sérosité du sang, elle se coagule,
& devient blanche comme la salive
des phthisiques; le même accident,
je le repéte, arrive au lait par le mêlange des acides.

La premiere expérience insinue
que la salive des phthisiques est coa-
gulée par des acides. On reconnoît
que la salive est analogue au suc
de l'estomac: ce suc dans les phthisiques doit donc être également
acide; il est par conséquent en état
de coaguler le lait dans ce viscere.
Si la lymphe du sang & le sang
lui-même sont altérés par les acides, le lait devenu acide dans l'estomac, altérera encore plus ces liquides dans les vaisseaux; les uns
& les autres se faisant dégénérer
mutuellement. Quels bons effets

pourroit-on attendre de l'ufage du lait?

La communication continuelle qui fe fait du fuc de l'eftomac, & du pus des ulceres avec le fang, & le lait qui s'en charge furtout dans les Poumons, fait paffer le fang par dégrés à la putréfaction, & conduit les folides à un defféche-ment général.

Baglivi injecta de l'efprit de vi-triol dans la jugulaire gauche d'un chien; cet animal commença d'a-bord à fe débattre, & à hurler; il mourut dans demi quart d'heure après s'être extrémement agité. On ouvrit le cadavre de cet animal, on trouva toute la fubftance des Poumons très-noire & entiérement defféchée, tant dans l'intérieur que dans l'extérieur; le fang des vaif-feaux des Poumons étoit totale-ment figé & noir comme un char-bon : la partie du cou où l'on avoit fait l'expérience, étoit noire & comme fphacélée. Il paroît par-là (comme le remarque le même Auteur), combien les acides font ennemis du fang, & combien ils en changent le tiffu.

Je fçais que le lait aigri dans les vaiffeaux ou dans l'eftomac des pulmoniques, ne fait pas des effets auffi prompts fur le fang & fur les folides que l'efprit de vitriol : celui-ci feroit lui-même des effets bien moins confidérables, s'il n'étoit pas injecté directement dans les vaiffeaux, & qu'il paffàt directement par les voyes des digeftions. Mais les pulmoniques ne deviennent-ils pas peu-à-peu defféchés, & leur fang ne fe corrompt-il pas totalement? Si c'eft un effet des acides, comme l'on ne peut pas en douter, pourquoi s'obftine-t'on à favorifer cet effet & à l'augmenter par l'ufage du lait ?

Que d'habiles Médecins, que de Praticiens confommés ne font pas tombés dans les piéges où les ont conduits les anciens préjugés ! Un

des plus renommés d'entr'eux louent
l'usage du lait dans la phthisie, parce (dit il), que le sang tourne facilement ce liquide en sa propre
substance. N'est-ce pas au contraire
précipiter la fin d'un phthisique,
en lui fournissant une nourriture
qui prend facilement la qualité
d'un sang déja dépravé, & qui est en
état d'en augmenter la corruption ?

Les précautions que l'on prend
dans l'usage du lait par le moyen
des absorbans (voyez les Réflexions sur ce liquide), sont détruites
par l'analyse animale, ou pour mieux
dire par cette infinité de foyers qui
agissent sur le lait, dans les corps
des pulmoniques, ici en y mêlant
des sucs vicieux, là en l'échauffant
trop, ailleurs en le battant sans ordre, &c. Son principe acide pour-
roit-il ne pas se développer, & ne
pas devenir le principe dominant
en passant par toutes ces épreuves ?

Ces précautions si générales &
si recommandées par tous les Au-

teurs, feroient feules foupçonner les effets du lait dans la pulmonie, quand on n'auroit pas d'autres raifons pour cela. On ne prend jamais des précautions contre la qualité d'un bon aliment, & on eft toujours dans une entiere fécurité fur les effets d'un bon reméde; on ne mêle pas avec cet aliment & avec ce reméde, pour leur faire faire de bons effets, des correctifs contraires à leur nature : c'eft pourtant ainfi qu'on en agit à l'égard du lait. N'eft-ce pas comme fi l'on mêloit de la thériaque avec la cigue que l'on feroit prendre à un animal, pour empêcher celle-ci de faire l'effet d'un poifon ?

Dès que l'on a mis les malades à l'ufage du lait, furtout dans le fecond dégré de pulmonie, quelques précautions que l'on prenne d'ailleurs, on ne tarde pas à voir paroître des fueurs noéturnes qui deviennent colliquatives. Le fang étant engourdi & corrompu par

ce reméde, laisse échapper sa sérosité, il devient de plus en plus
tardif dans ses vaisseaux, les sécre-
tions finissent de se dépraver, les
capillaires se desséchent, les pores
de la transpiration s'effacent; de là
les sueurs (voyez mon livre sur
les Variations de l'Air, *Chap. XVI*).
Dans peu le desséchement devient
considérable, le sang se fige de plus
en plus, il s'alkalise, enfin il se
pourrit, les glandes du canal in-
testinal s'engorgent; de-là des diarrhées; ce sont ces deux symptômes
qui conduisent au dernier dégré
de phthisie & à la mort, que j'ai
toujours vu précipitée par l'usage
du lait. S'il est quelqu'un qui, avec
des symptômes de phthisie, ne tombe pas dans ces acidens, & qu'il
vive long-tems en crachant de
tems en tems du pus, c'est que le
sang s'est dépuré, que l'estomac
s'est rétabli, que les ulceres sont
entourés de matieres calleuses, &
que le pus passe directement dans

les bronches par quelqu'ouverture', ce qui fait que le sang ne peut
pas s'en charger. Dans ce cas, on
n'a pas de fiévre lente, & l'on peut
pendant toute la vie rendre du pus
par les crachats sans aucun danger.

La fiévre inflammatoire qui commence d'abord au second dégré de
pulmonie, & qui dégénere en putride, est une forte indication contre
l'usage du lait; on craint & on re-
doute ce reméde dans les petites
fiévres; ce seroit un crime, on se
feroit même un scrupule de le pro-
poser: & on n'hésitera pas de le donner dans la pulmonie, où la masse
du sang marche à grands pas vers
une corruption consommée.

Le Docteur Leigh ne faisoit
pas prendre du lait au second dégré de phthisie, il en connoissoit
tout le danger. Mr Hecquet pen-
soit sans doute comme cet Auteur,
puisqu'il fait observer que le lait ne
convient que quand les sucs sont
devenus tranquilles, & que les vis-

ceres font bien tempérés ; ce qui ne peut pas être dans cette maladie ; au contraire tout y eft dans le trouble & dans le défordre.

Morton qui s'appliquoit principalement à ces maladies , & qui avoit fouvent occafion de s'appercevoir des mauvais effets du lait , qu'il y prodiguoit prefque toujours, dit enfin que, s'il furvient une diarrhée à la fuite de fon ufage , qu'on ne puiffe pas la guérir par le moyen du laudanum ou aftringens , ou que fi l'ayant guérie , on a encore des vomiffemens ou des embarras dans l'eftomac ; c'eft un figne que le lait s'eft coagulé comme un fromage ; & qu'il ne faut plus en donner de quelle efpéce que ce foit. Quels mauvais effets ce lait ne doit-il pas avoir fait dans le fang , lorfqu'il caufe un dérangement fi dangereux dans le canal inteftinal ; puifque ce dérangement ne peut provenir que du défordre général , qu'il a accompli dans les liquides

& les folides ? Si le lait ne fe cor-rompt pas également dans l'efto-mac de tous les phthifiques, il s'y corrompt toujours affez pour ren-dre les phthifies incurables.

Hyppocrate donne (dans le LXIV Aphorifme du V Livre) des regles générales, pour l'ufage du lait, & furtout dans la phthifie. Voici ce qu'il en dit :

Lac dare capite dolentibus, malum, malum vero etiam febricitantibus & quibus hypochondria elevata funt, murmurantia, & fiticulofis. Malum autem & quibus dejectiones biliofæ, & qui in acutis funt febribus ; & quibus copiofi fanguinis facta eft egeftio. Convenit vero tabidis non admodum valde febricitantibus lac dare,* (c'eft comme s'il difoit quand ils font convalefcens). *Et in febribus longis & languidis, nullo ex fupra dictis fignis præfente,* (c'eft-à-dire, felon Mr. Hecquet). *Quando defervente febre vanefcit quidquid acuti præ fe ferebant morbi, qui proin in chroni-*

cos languores desinendo , partium ela-
terem nimium cadere vel remitti signi-
ficat , &c. Il ajoute, *absit oportet so-*
lidorum irrequies , aut crethismus ;
unde precipitationes fluidorum , colli-
quationes , fluores , similiaque succo-
rum deliquia , quæ vel sub ipso lactis
usu nimium frequenter committi , vel
ab illius usu sequi vides.

Hippocrate finit ainsi son Apho-
risme. *Lac convenit , præter rationem*
quidem extenuatis. Le lait convient
à ceux qui sont exténués par toute
autre cause que des ulceres aux
Poumons. C'est ainsi que s'explique
un sçavant Interprête de cet apho-
risme ; & voici comme Mr Hecquet commente ce passage.

Verum cum nullibi circa lactis usum
gravius delinqui possit , quam in ta-
bidorum curatione , quibus pro speci-
fico lac prædicatur , tanquam illorum
Medicinæ coronis aut absolutorium ,
hîc admonemur , illis tabidis conve-
nire lac , qui præter rationem exte-
nuantur ; id est , qui absque manifesta
colliquationis

colliquationes causâ emarcuerint. Cum enim à ſtricto partium , non à laxo , id eſt à ſiccatarum partium denſitate , non à fluxarum colliquatione , veniat iſthæc emaciatio , ſpes ſit fore ut tunc ab erethiſmo liberæ partes naturali- que ſuo redditæ rythmo tolerent pa- tientius lactis conſortium.

Il faut donc conclure que, com- me dans la pulmonie il y a tou- jours fiévre, chaleur, roideur, ten- ſion des ſolides , des troubles & des cauſes apparentes de colliqua- tion, le lait ne peut y faire que de funeſtes effets.

La pratique d'Hyppocrate con- firme ſon Aphoriſme ; il traite, dans le ſecond Livre des maladies, de trois eſpéces de pulmonies, dont les deux dernieres ſont avec ul- ceres aux poumons , & avec tous les ſymptômes ordinaires à ces maladies. Les remédes dont il ſe ſert pour les guérir ſont dignes d'un tel maître ; mais il ne s'agit pas de lait. Si cet Auteur fait prendre ,

I

dans le cours de la maladie, une fois ou deux du lait d'âneſſe cuit, ce n'eſt que pour purger ſes malades. Qu'on juge ſi ce grand Médecin auroit fait un long uſage d'un reméde qu'il n'employoit qu'à la place d'un autre purgatif, lui qui ne redoutoit rien tant que le flux de ventre dans la phthiſie.

Il y a lieu d'être ſurpris, après avoir vu dans le livre des maladies & dans les Aphoriſmes, combien Hyppocrate eſt éloigné de faire uſage du lait quand il y a des ulceres aux Poumons, qu'il l'ordonne en de pareils cas dans le livre *de Internis Affectionibus*. La ſagacité de ce grand homme & ſon exactitude dans les Obſervations, doit faire préſumer que cette derniere pratique n'eſt pas de lui. On ſçait qu'on a ajouté à ſes livres. Mais comme il eſt certain qu'il a fait les Aphoriſmes, & qu'ils ne ſont qu'un Précis de ſes Obſervations ſur les maladies, on ne doit pas douter que

quand il y a un parfait rapport des
urs aux autres, ce ne foient là les
véritables ouvrages de ce Médecin. Puifque l'ufage du lait dans la
phthifie avec ulceres eft défendu
dans les Aphorifmes, & dans le livre des maladies, on doit croire
que tout ce qui eft contraire à cette
pratique n'eft pas d'Hyppocrate;
ou que fi c'eft de lui, il a entendu
qu'on n'ufoit de lait que dans la
convalefcence, ce qui convien-
droit avec fon Aphorifme.

ARTICLE IV.

Réflexions fur l'ufage du lait au der-
nier dégré de Pulmonie.

TOut eft défefpéré dans le dernier dégré de Pulmonie, tout
remède eft ihutile, les malades mar-
chent à grands pas vers la mort; un
flux de ventre ou une hydropifie la
leur annonce, elle ne tarde pas à
venir. Le lait précipite la fin de ces
malades, en faifant empirer tous les

symptômes de la maladie. Il faut s'en tenir à cette diéte douce & calmante qu'on a dû obferver depuis le commencement du fecond dé-gré. C'eft fur tout l'ufage des fubftances farineufes, Hyppocrate le recommande. On peut fe fervir utilement dans ce pays d'orge & de gruau, je l'ai déja obfervé. Les farines de ces femences reftaurent puiffamment dans les maladies de confomption; elles font pectorales, adouciffantes, humectantes; elles font propres pour les âcretés de la poitrine & du fang, elles calment les humeurs & provoquent le fommeil, elles font enfin telles qu'il les faut pour fervir dans la phthifie, d'aliment & de reméde; & elles ne portent pas dans la maffe des liquides ce principe de corruption qu'on ne peut pas s'empêcher de reconnoître dans le lait mal digéré.

Si quid novifti rectius iftis,
Candidus imperti: fi non, his utere mecum.

Horace, Liv. I. Epit. VI.

OBSERVATIONS
DE MEDECINE.

SECONDE PARTIE.

Contenant quelques Observations sur différentes Maladies ; & en particulier sur les Maladies Epidémiques qui ont regné aux environs de Nerac, à la fin de l'année 1751, & au commencement de l'année 1752.

SECTION PREMIERE.

PREMIERE OBSERVATION.

Sur une suppression d'Urine.

UN Bourgeois de cette Ville âgé d'environ soixante ans, d'un tempérament sanguin & très-robuste, fut long-tems malade pendant l'hyver de l'année 1745, d'une attaque considérable de goutte. A peine étoit-il convalescent, qu'il entreprit un voyage; il souffrit du froid : cependant il n'en ressentit pas d'abord d'incommodité , au contraire son appétit se rétablissoit sensiblement, lorsque six jours après son arrivée à l'endroit où ses affaires l'avoient appellé , il fut saisi d'une suppression d'Urine dont il fut guéri dans vingt-quatre heures , par le moyen de quelques lavemens , & d'une tisane diurétique. La suppression d'urine revint deux jours après, le malade en craignit les suites & il se retira en ville pour être plus à portée du secours.

Je fus appellé le lendemain de son arrivée , il n'avoit pas uriné depuis la veille, il ne ressentoit pas de douleur dans le bas-ventre , cette région étoit très-mollette surtout à l'hypogastre , & le poulx n'étoit pas altéré ; il ne se plaignoit que d'une seule incommodité,c'étoit une sensation gravative peu douloureuse au rein droit.

J'ordonnai d'abord une faignée au bras, & douze heure après on le faigna au pied; on lui fervit dans l'intervalle des faignées, de lavemens émolliens & laxatifs, & on le purgea enfuite avec la caffe délayée dans une infufion de rhubarbe & de tamarins; il étoit dès le commencement dans l'ufage d'une tifane convenable.

Quatre jours s'étoient déja écoulés fans que le malade reffentît aucune difpofition pour uriner : il ne paroiffoit pas même qu'il eût dans la veffie une feule goutte d'urine : cela me détermina à lui faire appliquer de puiffans attractifs aux jambes & aux pieds, dans le deffein de lui faire revenir la goutte, qui auroit pu dégager les reins, & favorifer le cours naturel des urines : mais cette tentative fut inutile.

Le fixiéme jour toutes les extrémités parurent œdémateufes, & la tranfpiration du malade fentoit l'urine. Je le purgeai avec une infuſion de ſené, & je le mis dans l'uſage d'une tiſane compoſée avec les fruits du coquéret, la pariétaire & le ſel de Glauber. Outre ces remédes le malade prenoit deux fois le jour, d'un bolus compoſé avec la thérebentine, les cloportes & le baume du Perou liquide; on faiſoit en même tems des embrocations fréquentes ſur la région des reins avec l'huile de ſcorpions.

Le neuviéme jour l'œdême fut général, il ſe déclara vers la nuit un hoquet fréquent, & un grand aſſoupiſſement; le malade étoit foible, ſon poulx étoit mou & fort lent; j'augmentai la doze des remédes, & je le purgeai avec le ſené, la rhubarbe & le diagrede.

Le onziéme jour je fis étendre quelques gouttes d'eſprit de ſel dans chaque verre de tiſane. Le lendemain le malade commença d'uriner; il rendit pendant la nuit plus de trois pots d'urine, dont la couleur étoit grisâtre & l'odeur d'une puanteur inſupportable.

Le malade continua d'uriner, l'œdême diminua infenfiblement & fes urines reprirent leur couleur naturelle, fes forces fe rétablirent peu à peu, & il jouit depuis ce tems-là d'une fanté parfaite.

Réflexions fur l'Obfervation précédente.

Le malade étoit à peine convalefcent quand il entreprit fon voyage; la nature étoit encore occupée à la dépuration des liquides, & à rejetter par la tranfpiration des matieres devenues étrangeres dans la maffe du fang, ce qui paroiffoit par de petites fueurs qui lui furvenoient affez fréquemment. Cette évacuation fut bien-tôt arrêtée par l'air froid auquel le malade s'expofa imprudemment, & la maffe des liquides fut augmentée de toute la quantité de la matiere tranfpirable interceptée.

La nature détermina ces matie-

res étrangeres par la voye des urines, où elles furent en état par leur
groſſiéreté & par leur abondance
de boucher les tuyaux qui partent
du concours des veines, & des arteres rénales, ou d'obſtruer les
mammellons auſquels ces tuyaux
aboutiſſent ; de-là cette ſuppreſſion
d'urine dont la durée & les ſymptômes devoient annoncer une mort
certaine, ſelon toutes les Obſervations de la Médecine.

SECONDE OBSERVATION.

Sur un vomiſſement qui a duré pen-
dant plus d'un an, cauſé par des
matiéres graveleuſes retenues dans
les reins.

Une Demoiſelle de qualité âgée
d'environ trente ans, d'un tempérament ſanguin & pléthorique,
fut attaquée au commencement
du mois de Mars de l'année 1749,
de douleurs très-violentes aux
deux reins, avec des vomiſſe-

mens opiniâtres, & des douleurs
à la tête très - vives ; fes urines
étoient d'abord claires & lympides ;
elles devinrent enfuite bourbeufes,
avec un fédimenr de gravier rouge.

Cette Demoifelle refta plus de
quatre mois dans de cruelles fouffrances : elle avoit perdu l'ufage
du fommeil, elle vomiffoit tout ce
qu'elle prenoit par la bouche, alimens & remédes ; elle étoit obligée, pour fe nourrir, de prendre
des lavemens de bouillon ; on mit
inutilement en ufage tous les remédes dont on fe fert en de pareilles occafions.

Cependant après plus de quatre
mois de fouffrances, les douleurs
de Reins devinrent fupportables,
elles fe terminerent enfin en une
petite douleur gravative. La malade qui étoit déja réduite à une extrême maigreur, commença de reprendre un peu le fommeil, elle
ne vomiffoit pas auffi promptement
qu'auparavant, elle retenoit les ali-

mens pendant quelques minutes ,
& dans la fuite elle fut en état de
manger à table & d'y faire bonne
contenance pendant tout le repas ,
mais elle ne manquoit jamais de
fe lever avant les autres pour fe re-
tirer dans une antichambre , où elle
vomiſſoit tout ce qu'elle avoit pris ;
il arrivoit pourtant quelquefois
que ſi elle ne bûvoit pas en déjeu-
nant elle ne vomiſſoit pas ; il n'en
étoit pas de même après les autres
repas , & la boiſſon ne faiſoit pas
plus de féjour dans ſon eſtomac
que les alimens ſolides.

La malade alla à Bagneres au
commencement du mois de Septembre de la même année , où elle
prit les eaux & les bains ; elle
n'en fut pas foulagée, & elle défef-
péra totalement de fa guérifon.

L'hyver & le printems enfuite
fe paſſerent , ſans qu'elle voulût
prendre des remédes : mais elle fut
guérie comme par miracle pendant
l'été de l'année 1750 , par l'uſage

intérieur d'une leſſive de ſarment de vigne. Elle ne prenoit d'abord que quelque cueillerée de cette leſſive, pour ne pas vomir ſi-tôt, elle réitéroit ſouvent cette doſe. Dès le troiſiéme jour de cet uſage les douleurs aux reins devinrent aigues, on ne ſe rebuta pourtant pas; on continua l'uſage du reméde : on s'apperçut le cinquiéme jour qu'on rendoit du gravier avec les urines; on augmenta la doſe du reméde, on en prenoit de pleins verres à la fois; il ſurvint à la ſuite de cet uſage des douleurs aux reins cruelles : la malade rendit en divers tems, un nombre de petites pierres, & une grande quantité de gravier; le vomiſſement ceſſa quinze jours après qu'elle eut commencé l'uſage de la leſſive de ſarment : elle n'a plus reſſenti de peſanteur aux reins, ni d'autres incommodités; elle eſt encore aujourd'hui graſſe, fraîche & d'un tempérament des plus robuſtes,

Réflexions sur l'Observation précédente.

Les reins n'ont pas de sentiment dans leur propre subſtance ;
il n'en eſt pas de même de leur
membrane intérieure , elle a un
ſentiment obſcur & émouſſé, de
ſorte que quand quelque choſe
l'irrite, on y reſſent un poids in-
-commode. La ſenſation eſt communiquée à cette membrane par
des filets nerveux qui lui viennent
de la ſixiéme paire , & du rameau
ſtomachique; ces mêmes nerfs s'é-
tendent & ſe développent dans les
ureteres. Ceux-ci reçoivent encore
des nerfs de l'intercoſtal qui leur
donnent un ſentiment très-exquis ;
de ſorte que les pierres & le gra-
-vier qui ne font que peſer dans les
reins , cauſent de vives douleurs
quand ils deſcendent dans les ureteres & ſurtout quand ils les dila-
tent. Ces pierres & ces graviers ,

quand ils ne peuvent pas tomber dans la veffie, reviennent fouvent des ureteres dans les reins.

Les reins communiquent avec le ventricule, par le moyen du péritoine & des nerfs dont je viens de parler; de forte que les alimens qui péfent fur les diftributions de ces nerfs dans le ventricule, font que ceux-ci portent plus fur les corps durs qui font dans les reins, que quand l'eftomac eft vuide d'alimens; ces nerfs en font irrités, ces irritations fe communiquent aux membranes du ventricule, elles en font ébranlées irréguliérement; de-là les vomiffemens. On vomit auffi quand on a de vives douleurs néphrétiques, quand bien même on n'auroit pas mangé ni pris des alimens liquides.

L'on trouve aifément par cette théorie la raifon de tous les accidens qui arriverent à la malade de l'Obfervation précédente. Puifque tous les fymptômes de fa maladie, avec les pierres & les graviers qu'elle rendit lors de ſa guériſon, établiſſent des ſignes univoques d'une véritable néphrétique.

TROISIÉME OBSERVATION.

Sur un hoquet périodique cauſé par un enduit platreux, qui s'étoit for- mé dans la veſſie d'une Demoiſelle.

Une Demoiſelle de quinze ans d'un tempérament bilieux & ex- trémement vif, fut attaquée d'un hoquet qui lui dura près de huit jours ; ce hoquet la tracaſſa extré- mement par intervalles pendant douze ans ; il devint inſenſiblement ſi violent, que pendant les atta- ques la malade trouvoit à peine, dans les intervalles, aſſez de tems pour faire des demi inſpirations ; cela lui cauſoit des oppreſſions qui la ſuffoquoient ; il lui étoit impoſ- ſible pendant ces accidens d'avaler une ſeule goutte d'eau. Le ton ir- régulier des vaiſſeaux & des viſce-

res étoit porté au point qu'elle rendoit toujours du fang par le nez &
par les oreilles.

Ces attaques n'avoient pas des
intervalles égaux : elles revenoient
tantôt de trois en trois, tantôt de
fix en fix mois ; elles étoient moins
violentes & moins longues les unes
que les autres ; elles duroient trois,
quatre , & quelquefois huit jours.

On croyoit pendant les moin-
dres accidens qu'il n'étoit pas poffible que la malade pût y réfifter ;
cependant elle réfiftoit aux plus
grandes attaques ; ce que les con-
noiffeurs n'auroient jamais pu fe
perfuader s'ils s'en étoient tenus ,
pour en juger , aux feules regles de
l'art ; la malade avoit toujours dès
la veille de petites incommodités
qui annonçoient le hoquet pour le
lendemain.

Il y a environ trois ans que le
hoquet revint pour la derniere fois
avec de cruels fymptômes , dont la
plûpart étoient nouveaux : le prin-

cipal de ces nouveaux fymptôme
étoit une retention d'urine , ou un
efpéce de ftrangurie , car il cou
loit de tems en tems quelque peu
d'urine ; cela dura pendant hui
jours , au bout defquels les urine
coulerent avec moins de difficulté
& il commença de fortir par l'u-
réthre des matieres platreufes qui ,
felon les apparences, tapiffoient intérieurement la veffie : car tous ces
morceaux de platre dont l'épaiffeur
étoit d'environ deux tiers de ligne
avoient deux furfaces plates ; celle
qui paroiffoit répondre à l'intérieur
de la veffie, étoit rude & fcabreufe,
& l'autre liffe & polie ; on y diftin-
guoit des fillons irréguliers qui re-
pondoient fans doute aux rides de
ce vifcere. Ces matieres étoient
dures comme du platre , elles fe
font confervées dans le même état ;
on jugea que la malade en avoit
rendu plus de quatre onces. Mais
elle trouva là la fin de fes accidens ,
car elle n'en a plus eu depuis.

Réflexions *sur l'Observation précédente.*

Il y a toujours dans les urines des matieres terreftres très-propres à former des pierres, du gravier, &c. quand ces matieres font abondantes, & qu'elles pefent plus que les parties de la liqueur qui les fournit, elles fe précipitent dans la veffie tout comme il arrive dans les pots-de-chambre, où, quand on ne les tient pas bien nets, ces matieres forment infenfiblement des couches qui fe durciffent avec le tems. C'eft ainfi que les dents fe couvrent de tartre, & que les eaux de certaines fontaines couvrent en peu de jours le bois, les animaux & d'autres corps qu'on y jette, d'une croute pierreufe ; c'eft par le même méchanifme que le platre que rendit la malade s'étoit formé dans fa veffie.

La membrane intérieure de la

veſſie eſt toute nerveuſe ; ſes nerfs
ſont en partie fournis par l'intercoſtal ; celui-ci donne auſſi des ra-
meaux au diaphragme. L'enduit
platreux qui étoit dans la veſſie em-
pêchoit, où il avoit lieu, l'écoulement de la lymphe mucilagineuſe,
qui ſe répand dans ce viſcere (dans
l'état naturel), par une infinité de
petits trous dont il eſt percé ; cette
lymphe formoit ſans doute des congeſtions dans les membranes de la
veſſie ; elle devenoit, par ſon ſéjour, en état d'irriter les fibres nerveuſes qui y aboutiſſent ; ces fibres
outre leurs irritations étant déja
ſaiſies & gênées par l'enduit platreux de la veſſie, entroient en des
mouvemens convulſifs, & cauſoient le hoquet par une ſuite de
leurs communications avec le diaphragme.

C'eſt par le même méchaniſme
que le hoquet ſurvient à ceux qui
ont des irritations à l'orifice ſupé-
rieur du ventricule ; c'eſt l'effet des

nerfs stomachiques qui passent avec
l'extrémité de l'œsophage, par l'ouverture du petit muscle du diaphragme.

On doit regarder le diaphragme
comme le balancier général des
visceres de la poitrine & du bas-
ventre : il en régle le concours, il
sert à la respiration ; il aide & il
soutient les mouvemens des parties contenues dans l'abdomen,&c.
tout souffre enfin de son dérange-
gement. On ne doit donc pas être
surpris que le diaphragme étant
agité par de violentes secousses,
il occasionnât tous les symptômes
qui arrivoient à la malade de l'Observation précédente ; & on ne
doit pas douter que tous ces accidens n'eussent leur cause immé-
diate dans l'enduit platreux de la
vessie.

QUATRIÉME OBSERVATION.

Sur des vapeurs hystériques.

Une Dame d'un tempérament robuste, âgée de vingt-cinq ans, ressentit tout-à-coup, après avoir déjeuné, (c'étoit au commencement du mois de Décembre de l'année 1744), une vive douleur dans l'estomac; bien-tôt après elle fut saisie d'nn froid universel dans tout son corps; il lui survint un vomissement qui dura quelques jours, les matieres qu'elle vomissoit étoient verdâtres & glaireuses; ce vomissement revenoit ensuite de tems en tems avec les mêmes symptômes qu'auparavant.

On m'envoya un état de cette maladie au commencement du mois de Septembre de l'année 1745, la malade souffroit pour lors les incommodités suivantes. Il lui survenoit presque tous les jours un gonflement très-douloureux dans les régions épigaſtrique & umbilicale; on y diſtinguoit un battement conſidérable & des grouillemens extraordinaires: ces accidens étoient annoncés par des friſſons, & ſouvent par un vomiſ-ſement: la tenſion étoit ſi conſidé-rable, que la malade étoit obligée de ſe tenir de bout, toute autre ſi-tuation lui étoit inſupportable. Elle reſſentoit de vives douleurs dans les hyppocondres & dans les régions lombaires.

La malade avoit ſes ſecours à l'ordinaire, il lui ſurvenoit de tems en tems de petites ſueurs pendant la nuit, mais elle n'eut jamais de ſigne de fiévre; les urines étoient claires & tranſparentes pendant les attaques, d'abord après elles pa-roiſſoient naturelles. On avoit déja fait une infinité de remédes, rien ne l'avoit ſoulagé que les frotte-mens & les compreſſions qu'on lui faiſoit ſur le bas-ventre; on ſup-pléoit à ces frottemens, auſquels ſes gardes ne pouvoient pas ſuffire, par une large ceinture, où l'on avoit attaché un peloton de linge en forme de boule, pour faire une plus grande compreſſion.

Je regardai tous ces ſymptômes comme autant de ſignes qui caractériſoient une maladie hyſtérique. Sidenham en décrit une pareille, on ne pouvoit pas s'y méprendre ſur le témoignage de cet Auteur. Je fis faire en conſéquence les ſaignées convenables, on prit enſuite les bains domeſtiques pendant huit jours. Après s'être purgée, la malade fit uſage pendant quinze jours, d'une opiate compoſée de caſtoreum, de beſoard jovial, de gommes ammoniac & aſſafœtida, d'huile fœtide, de ſuccin avec quelques gouttes anodines, & le ſyrop d'armoiſe ; elle en prenoit deux ſcrupules le matin, & autant le ſoir, & bûvoit par-deſſus une taſſe d'infuſion d'armoiſe & de matricaire, & de petite ſauge. Les
attaques

attaques hyſtériques diminuerent conſidérablement par le moyen de ces remédes ; la malade prit enſuite pendant dix jours deux gobelets chaque matin d'eaux du caſtera vive ; après les eaux elle reprit l'opiate & l'infuſion par-deſſus comme auparavant : elle fût parfaitement guérie par ces ſecours. J'ai guéri un nombre de femmes hyſtériques avec les mêmes remédes ; mais j'ai ſouvent été obligé de les réitérer en différentes ſaiſons.

Réflexions ſur l'Obſervation précédente.

La cauſe ordinaire des vapeurs hyſtériques conſiſte dans un vice du ſuc nerveux ; ce ſuc devient vapide & rampant, il coule avec difficulté dans les petits filets des nerfs, il retarde leurs oſcillations ; de-là des trémouſſemens & des langueurs qui paroiſſent provenir de l'eſtomac ; il en arrive auſſi des lenteurs ou des ſuppreſſions des ſecours

Périodiques. Ces irrégularités du genre nerveux rétardent ou vicient toutes les sécrétions, il en survient ordinairement une véritable caco-chimie, dont les symptômes sont plus ou moins considérables, selon la quantité ou la qualité de la cause qui les produit.

Quand le suc nerveux est en état d'embarrasser ou d'engouer un cer-tain nombre de filets de nerfs, les oscillations de ceux-ci sont arrêtées dans ces fibres ; cela donne occa-sion à des mouvemens convulsifs, tantôt dans une partie, tantôt dans une autre, & souvent ils deviennent généraux : ces mouvemens con-vulsifs, causent quelquefois de vives douleurs ; mais d'autrefois les dou-leurs sont supportables.

Ces attaques sont si violentes en certaines femmes qu'elles dégé-nérent en convulsions générales ; j'en ai vu dans cet état, on en a prises pour mortes, elles restoient plusieurs heures sans aucun mou-

rement fenfible, pas même dans le
poulx , ni dans les organes de la
refpiration.

Les attaques hyftériques cau-
ent fouvent des apoplexies, des
paralifies, & bien d'autres accidens
que Sidenham décrit avec beaucoup de fagacité ; elles dégénérent
quelquefois en épilepfie, furtout
quand elles durent trop long-tems :
j'en ai vu plufieurs exemples. Les
fymptômes des premieres font fouvent femblables aux fymptômes de
celles-ci, il ne doit donc pas y
avoir beaucoup de différence dans
les caufes de ces maladies. C'eft-
là une grande raifon pour ne pas
négliger les vapeurs hyftériques
dans leur commencement, puifqu'elles font incurables quand elles ont dégénéré en épilepfie.

Les paffions de l'ame feules caufent des vapeurs hyftériques aux
jeunes filles : j'en ai vu plufieurs
tomber dans ces accidens ; elles
étoient d'ailleurs fi bien conftituées,

qu'on n'auroit sçu soupçonner des
vices dans leur suc nerveux. On ne
pouvoit attribuer la cause de ces
attaques qu'aux vives impressions
d'un tempérament, encore plus
excité par la continence, & revolté
par la vertu. Cela cause souvent
de si vives révolutions dans l'esprit
& dans le corps des filles, que le
syftême nerveux en est bouleversé;
de-là tous les symptômes hystériques, & surtout des mouvemens
convulsifs, des ris, des chants, des
pleurs & d'autres démonstrations
de joie ou de tristesse, qui ont assez
de rapport aux différens contrastes,
auxquels l'esprit a été exposé par
les mouvemens de la nature & par
la résistance que leur a fait la raison.

Les hommes font sujets aux mêmes accidens; j'ai donné mes soins
à un surtout qui tomba pendant
plus de quinze jours, plusieurs fois
dans la journée, dans des mouvemens convulsifs très-violens, qui
après quelques minutes de durée,

faifoient place à des chants qui
étoient bien-tôt fuivis de beaucoup
de larmes. Ce jeune homme, après
avoir mené une vie un peu trop
libre, s'étoit tout-à-coup adonné
à la dévotion.

J'ai toujours obfervé que les remédes qui guériffent les vapeurs,
qui proviennent immédiatement
de la dépravation du fuc nerveux,
ne conviennent pas, furtout du
commencement, à celles qui dépendent des paffions de l'ame. Les
bains - domeftiques font efficaces
dans celles ci, & fi l'on en foutient
l'effet par des remédes calmans,
délayans & narcotiques, on doit
être comme affuré de la guérifon.
J'ai cependant été quelquefois
obligé de mêler avec les calmans &
les narcotiques, le befoard jovial,
le caftoreum, l'huile fœtide de fuc-
cin, &c. c'étoit quand les liquides
avoient commencé de dégénerer.

Cinquiéme Observation.

Sur des légeres attaques d'Apoplexie.

Un Gentilhomme très - robuste âgé d'environ cinquante ans, d'un tempérament bilieux, qui avoit eu quelques années auparavant une légere attaque d'apoplexie, se plaignoit depuis quelque tems que son ventre ne le servoit, contre sa coutume, que de loin en loin & avec beaucoup de difficulté. Cependant il entreprit un voyage pendant le mois de Décembre de l'année 1750; il n'étoit pas encore à vingt lieues de chez lui, qu'il lui survint tout-à-coup une grande oppression avec une sueur considérable : il s'en suivit bientôt des tournemens de tête & des éblouissemens, il perdit la connoissance, le sentiment, & le mouvement volontaire; on le saigna, le sang se coagula d'abord, il en fût de même après plusieurs saignées qu'on lui fit en peu de tems.

Il se remit dans sept à huit heures ;
mais tout le côté gauche resta paralisé.

Le malade ne pouvant pas continuer son voyage, prit des équi-
pages pour s'en retourner chez lui.
Étant en chemin les mêmes accidens lui revinrent comme auparavant ; on le purgea plusieurs fois,
& il recouvra le mouvement du
bras paralisé. Il avoit resté toujours
assoupi, depuis la seconde attaque,
& la jambe paralisée étoit devenue
œdémateuse. L'œdême se dissipa
quelques jours après ; presque tout-
à-coup il ressentit en même tems
une pésanteur générale dans tout le
corps, & dans trois jours il lui survint une fiévre violente qui fût
précédée par des frissons. Le malade souffrit pendant cette fiévre
qui ne dura pas plus de huit heures, des violens mouvemens convulsifs. La fiévre se termina par
une sueur copieuse, les mouvemens convulsifs cessérent, & il

commença de se servir de la jambe
paralifée.

Le malade fut menacé quelques
jours après de retomber dans les
mêmes accidens ; on me confulta, tous ces avants coureurs
furent diffipés par deux potions
émétiques qu'il prît en quatre
jours, je ne laiffai que deux jours
d'intervalle de l'une à l'autre. Il
a été préfervé de rechûte par l'u-
fage d'une opiate compofée avec
le fafran de Mars apéritifs, le cin-
nabre d'antimoine, les cloportes,
la gomme ammoniac, le gayac,
le fenné, le jalap & la rhubarbe ;
il prenoit par-deffus une décoction
de racines apéritives ; les eaux de
balaruc finirent enfin de rétablir fa
fanté, qui a été jufqu'aujourd'hui
des plus affurées.

*Réflexions sur l'Observation pré-
cédente.*

Le tempérament du malade

la paresse de son ventre, & les avants-coureurs de ses attaques devoient d'abord faire regarder celles-ci comme des attaques d'apoplexie séreuse, qui provenoient d'un épaississement de la lymphe. Il falloit secouer le genre nerveux, & non pas le débiliter par des saignées copieuses; on auroit pu par-là éviter la paralisie dont le malade ne seroit sans doute jamais guéri, si la nature ne lui eût pas donné de puissans secours.

Les fréquens purgatifs qui rétablirent le mouvement du bras, après la troisiéme attaque, & la fiévre & les mouvemens convulsifs qui guérirent le malade, démontroient bien clairement qu'il falloit attaquer la maladie par des émétiques, & par d'autre remédes en état d'agir sur le genre nerveux.

Ce n'est pas-là la seule fois que j'ai vu donner dans les apoplexies des remédes contraires; le peril prochain dont on est menacé, & le

K v

prompt ſecours que ces maladies exigent, font que (ſurtout dans les campagnes), on a d'abord recours indifféremment & en même tems aux copieuſes ſaignées & aux plus puiſſans émétiques; cependant il eſt des cas où ces remédes font mortels, & d'autres où ils font néceſſaires : cela exige que je faſſe ici quelques Réflexions ſur l'apoplexie & ſur ſa cure.

Réflexions ſur l'apoplexie & ſur ſa cure.

L'apoplexie eſt toujours cauſée par une compreſſion à l'origine des nerfs; cette compreſſion peut provenir de tumeurs formées fous le crane, d'extravaſation du ſang ou de la lymphe dans le cerveau, de concrétions polipeuſes, de contuſions, de commotions extérieures, &c. Toutes les apoplexies qui font produites par ces cauſes font incurables, à moins qu'on ne puiſſe remédier, par le moyen du trépan, à celles qui viennent de contufion.

La compreffion qui caufe l'apo-plexie provient le plus ordinaire-ment de la pléthore des vaiffeaux; celle-ci a pour caufe le fang ou la lymphe.

Le fang peut être en trop grande quantité ou trop raréfié ; dans l'un & dans l'autre de ces deux cas, il dilate les vaiffeaux du cerveau, il y forme des arrêts; les vaiffeaux trop dilatés compriment les nerfs. Les filets nerveux font dans le cer-veau d'autant plus propres à être affectés par les compreffions, qu'ils ne préfentent dans la moëlle qu'une efpece de pulpe; une qualité du fang épaiffe & gluante peut auffi caufer cet accident.

La lymphe peut auffi relâcher ou engouer les vaiffeaux lympha-tiques du cerveau, & par confé-quent relâcher les nerfs de ce vif-cere; il n'en faut pas davantage pour caufer l'apoplexie.

Comme l'apoplexie exige un

prompt fecours, les Praticiens en Médecine l'ont divifée en fanguine, & en féreufe, parcequ'il n'y en a güére que ces deux efpéces qui foient fufceptibles de guérifon.

Ces deux efpéces d'apoplexie exigent une cure toute différente; il eft donc abfolument néceffaire de fçavoir les diftinguer l'une de l'autre. Dans l'apoplexie fanguine, le vifage eft plus rouge & plus enflammé, les vaiffeaux font plus pleins & plus tendus, & le poulx beaucoup plus dur & plus fort que dans la féreufe.

Dans l'apoplexie féreufe on a à-peu-près les mêmes fymptômes que dans la fanguine, excepté qu'on n'a pas la même rougeur ni les vaiffeaux fi gonflés; d'ailleurs le poulx & la refpiration, quoique plus foibles, fubfiftent prefque dans leur état naturel.

Comme l'apoplexie fanguine confifte dans les engorgemens des vaiffeaux du fang, & comme le ton contre nature, où font portés ces vaiffeaux, leur fait perdre leur élaf-ticité, il s'agit, pour guérir cette maladie, de diminuer le volume de ce liquide; on doit d'abord faigner au bras, enfuite au pieds, & à la ju-gulaire : la faignée à l'artere temporale eft fouvent décifive dans cette maladie & dans bien d'autres; mais on la néglige trop fouvent dans la pratique de la Médecine. Je dirai quelque chofe de ce fe-cours à la fuite de ces Réflexions.

Les émétiques font mortels dans les apoplexies fanguines ; les vei-nes des poumons y font toujours extrémement tuméfiées de même que celles du cou. Les veines de ce vifcere fe rompent à l'occafion des fortes concuffions de la poi-trine : pendant l'effet de ce re-méde, il eft peu de cadavres de cette efpéce d'apopleâiques, aufquels on ne trouve du fang extravafé dans les poumons, fi on leur a donné

l'émétique ; on en trouve auſſ
bien ſouvent une grande quantit
dans les ſinus de la dure mere ; c'eſ
une preuve que les émétique
cauſent ou précipitent la mort
quand on s'en ſert dans cette fâcheuſe maladie.

Il ſuffit de s'en tenir aux ſaignées
quand il n'y a qu'une ſimple pléthore ou des arrêts du ſang ; il faut
ſeconder cette évacuation par le
moyen des frictions, des ventouſes,
des véſicatoires, des remédes délayans, des purgatifs & des lavemens ; les purgatifs & les lavemens
piquans font de puiſſantes diver-
ſions vers les parties inférieures.

Si l'apoplexie provient d'une conſtitution du ſang épaiſſe & gluante,
il ne faut pas négliger les apéritifs
qui ſont en état de rendre ce liquide plus coulant ; on n'a guére le
tems de ſe ſervir de ces remédes
pendant les attaques ; mais il ne
faut pas les négliger dans la cure
des accidens qui ſont ordinaire-

nent les suites de cette fâcheuse
maladie.

On peut guérir de l'apoplexie
séreuse quand elle est causée par
l'engorgement des vaisseaux lymphatiques du cerveau, ou par relâchement de ce viscere occasionné par une trop grande abondance
de sérosité, pourvu cependant que
celles-ci ne soient pas extravasées.
Dans l'un & dans l'autre de ces
deux cas, les saignées sont inutiles,
elles sont même nuisibles, à moins
qu'il n'y ait lieu de soupçonner en
même tems une pléthore des vaisseaux sanguins. On peut connoître
cette plétore, en ce que quand elle
a lieu, le poulx est un peu plus fort
& la respiration plus difficile qu'elle
ne l'est ordinairement dans l'apoplexie séreuse; mais ces symptômes sont toujours moins forts que
dans la véritable apoplexie san-
guine; c'est dans ce cas seulement
où il faut saigner une ou deux fois
pour l'ordinaire ceux qui sont atteints d'apoplexie séreuse.

Les émétiques donnent de pui ƒants ƒecours dans ces maladies les compreƒƒions que les muƒcle exercent ƒur les lymphatiques pen dant l'effet de ces remédes, fon dégorger ces vaiƒƒeaux & rétabliƒ ƒent ƒouvent leur élaƒticité. On peut ƒe ƒervir intérieurement pen dant les attaques d'apoplexies ƒé reuƒes, des gouttes d'Angleterre du lilium minéral de Paracelƒe, &c. & faire flairer l'eƒprit volatil de ƒel ammoniac. Ces remédes ƒpiritueux portent puiƒƒamment ƒur les nerfs ; l'action que ceux-ci en acquiérent peut les débarraƒƒer des compreƒ-ƒions lymphatiques qui les aƒƒujet-tiƒƒent dans leur origine, & remé-dier au relâchement de leurs fibres.

L'uƒage de ces liqueurs ƒpiri-tueuƒes, ƒeroit mortel dans l'apo-plexie ƒanguine ; elles gonfleroient d'abord le ƒang, elles le raréfié-roient, & précipiteroient la rup-ture des vaiƒƒeaux ; ce qui rendroit cette maladie incurable.

Les ventoufes, les friction, les véficatoires, font encore des fecours qu'on ne doit point négliger dans les attaques d'apoplexies féreufes; mais il faut en même tems avoir recours aux purgatifs fréquens, aux apéritifs, &c.

Réflexions fur l'Artériotomie dans l'Apoplexie fanguine.

La faignée des arteres a été très-recommandée par les anciens Médecins, & par plufieurs des modernes. Déja du tems de Gallien on guériffoit les ophtalmies, en ouvrant l'artere des tempes, & on remédioit aux vertiges & aux grandes douleurs de tête, par la faignée des arteres qui font derriere les oreilles. Cet Auteur guérit une douleur de côté invétérée par l'incifion d'une artere à l'extrémité de la main; il rapporte en différens endroits de fes ouvrages, d'autres Obfervations fur les bons effets de ce fecours, & qui en prouvent la néceffité.

Depuis Gallien on a vu guérir très-fouvent par la faignée des arteres, des maux de tête invétérés, des frénéfies, des fureurs hyppocondriaques, des ophtalmies, &c. Pour moi, j'ai guéri comme par miracle, par l'ouverture de l'artere des tempes des maniaques dont la guérifon étoit défefpérée ; j'ai encore vu cette faignée, faire des effets furprenans dans les apoplexies fanguines. Et je ne puis pas comprendre comme quoi, des Médecins éclairés perdent ce fecours de vue, dans les congeftions & dans les arrêts du fang.

Le fang des arteres (dit Pitcarn), fait le fondement des inflammations, & par conféquent des congeftions du fang. Mr Hecquet remarque, que dès que le fang fe trouve comme engoué dans les capillaires des arteres fanguines, parce qu'il y eft ralenti, il ne peut

jaillir des arteres dans les veines.
De-là, continue cet Auteur, viennent des ſtaſes ou des retardemens
dans le ſang vénal. Dans cette po-
ſition diminuer le volume du ſang
dans les extrémités de l'artere, &
le retenir dans la capacité de ſon
tronc, c'eſt donner le tems à la
congeſtion commencée dans les
extrémités des arteres, de ſe diſ-
ſiper, & c'eſt retablir les calibres
de ces arteres dans leur élaſticité
naturelle. On comprend par-là com-
ment il peut arriver que le volume
du ſang qui s'arrêtoit dans les extrémités arterielles, étanr diminué,
ce liquide paſſe plus ſoudainement
dans les veines ; au lieu que par la
ſaignée des veines & ſurtout de
celles qui viennent directement des
arteres engorgées, le ſang eſt plus
déterminé vers les extrémités co-
niques des arteres.

Comme l'apoplexie ſanguine, &
toutes les autres maladies qui proviennent des congeſtions du ſang,

ont ordinairement leur siége dans
les extrémités des arteres ; l'arté-
riotomie est le plus prompt secours
qu'on peut donner à ces malades,
pourvu qu'on ne la pratique qu'a-
près que le volume du sang est
assez diminué par d'autres saignées,
pour qu'il n'y ait pas de pléthore
générale.

Gallien indique les arteres qu'il
faut ouvrir dans les différentes maladies où ce secours est nécessaire :
ce sont celles qui sont plus près,
ou qui aboutissent aux parties affectées. Je ne parlerai pas ici des
précautions qu'il y a à prendre dans
la saignée des arteres, nous som-
mes dans un tems où les Chirur-
giens sont trop éclairés, pour n'être
pas prémunis contre les accidens
qui pourroient arriver dans cette
opération.

Sixiéme Observation.

Sur des accidens survenus à un Gentilhomme après avoir changé de climat.

Un Gentilhomme d'un tempérament sanguin & robuste, né dans la Provence du côté du Languedoc, n'avoit jamais reſſenti d'incommodité pendant toute ſa jeuneſſe ; il avoit un goût décidé pour tous les plaiſirs honnêtes, il s'y livroit avec gayeté. Des devoirs de ſon état l'obligerent à l'âge de trente-cinq ans, d'aller faire un long ſéjour dans l'Iſle de Malthe. A peine eût-il reſte pendant un mois dans cette Iſle, que tout-à-coup ſon tempérament changea, il devint ſombre & mélancolique, il recherchoit avec goût la retraite & les ſolitudes ; il lui ſurvint enfin quelques accès de fiévre intermittente : les vaiſſeaux hémorroïdaux ſe gonflerent, ils fluérent pendant quelque tems, & ils ceſſérent enfin de fluer après quelques années.

Depuis ce tems-là, le malade eſt toujours mélancolique, il urine ſouvent; ſon ventre eſt devenu extrémement pareſſeux, il ne le ſert que par le moyen des remédes; ſon eſtomac ne digére qu'imparfaitement, il ſe gonfle pendant la digeſtion; il lui ſurvient des envies de vomir très-fréquentes, elles ſont ſi incommodes qu'il faut qu'il accompliſſe le vomiſſement, ou en prenant de l'eau tiede, ou en ſe mettant le doigt dans la bouche. Toutes ces incommodités ont été ſuivies de vertiges effrayans, il y a déja vingt ans qu'elles ont commencé; & quoique le malade ait quitté le ſéjour de Malthe depuis quelques années, rien ne lui a procuré du ſoulagement que les remédes ſuivans, qu'il prend depuis un an par mon conſeil.

Il prit d'abord les demi-bains domeſtiques pendant douze jours,

enfuite une livre de petit lait clarifié où l'on ajoutoit une once de
fyrop violat, il continua cet ufage
tous les matins pendant un mois
& demi : il prenoit toutes les femaines, depuis le commencement,
un inftant avant de fouper, une
prife de pillules ftomachiques &
purgatives, compofées avec les
rofes rouges, la rhubarbe, un peu
d'aloes fuccottin, & le fuc de violettes. Depuis ce tems-là il fucce
prefque tous les matins un peu de
pulpe de caffe, & il boit par-deffus
un grand gobelet d'eau de riviere.

Toutes les incommodités ont
diminué par le moyen de ces remédes ; le ventre & l'eftomac font
leurs fonctions mieux qu'ils ne le
faifoient, & le malade n'a plus de
vertiges, c'étoit ce qu'il craignoit
le plus. Sa mélancolie perfifte toujours ; on ne s'eft pas propofé de
l'en guérir ; mais il doit efpérer
qu'en faifant ufage de tems en tems
de ces mêmes remédes qui l'ont

ſoulagé, il paſſera le reſte de ſes jours avec moins de dégoût, & d'incommodités, que ſi l'on n'avoit pas trouvé le reméde convénable à ſes accidens.

Réflexions ſur l'Obſervation précédente.

J'ai déja prouvé dans un autre ouvrage, que les différentes conſtitutions de l'atmoſphére fonr une différence conſidérable dans les tempéramens des hommes, qui habitent des régions différentes. J'ajouterai ici que c'eſt principalement, parce que l'air fait une partie de la propre ſubſtance de l'animal. Cet air ſe renouvelle dans les corps, c'eſt d'après l'expérience ; il ne peut pas être réduit à un état de fixité ; d'ailleurs il deviendroit, par un trop long ſéjour, pernicieux aux animaux.

L'air naturel de notre malade (par exemple) avoit déja des proportions d'habitude avec les autres

tres principes de son corps; il res-
piroit dans son pays un air pur; cet
air concouroit à le rendre content &
réjoui: l'air de Malthe est tout différent de la constitution de celui
du Languedoc & de la Provence,
puisqu'il est crasse, grossier, & chargé de vapeurs & d'exhalaisons de
la mer; il falloit que cet air formât
de nouvelles proportions avec les
autres principes du corps de notre
malade. Ce furent ces nouvelles
proportions qui changerent son
tempérament, en formant de nouveaux modes dans le tissu des solides & dans les globules des liquides. Il n'est donc pas surprenant
que ce Gentilhomme devînt sujet
à tant de fâcheuses incommodités.

Si tous les hommes qui changent un bon air pour un mauvais
n'en sont pas également affectés,
il n'en est presque pas un qui n'en
souffre quelque incommodité, comme je l'ai observé ailleurs d'après
des Auteurs célébres.

L

HUITIÉME OBSERVATION.

Sur les effets du quinquina quand on le donne mal à propos dans les fiévres intermittentes.

Un fils bien-aimé, l'unique rejetton mâle d'une famille distinguée par la naiſſance, par les honneurs, & par les richeſſes, âgé de neuf ans, d'un tempérament aſſez robuſte & extrémement vif, se trouva incommodé pendant le mois d'Octobre de l'année 1746 : Il devint d'abord pâle; peu de jours après une couleur livide couvrit tout son viſage, ce fut le commencement d'une fiévre quarte.

Les accès de cette fiévre furent violens pendant un mois : le malade vomiſſoit souvent des matieres bilieuſes; on se contenta de le purger une fois, on lui fit prendre enſuite beaucoup de quinquina, la fiévre en fût suspendue pendant quinze jours; elle revint ensuite, on eut encore recours au quinquina qui ne fixa la fiévre que pour quelques accès : elle ne fut pas auffi violente qu'auparavant ; mais les accès en étoient plus longs, & les changemens fréquens du poulx, fouvent accompagnés de friffons donnoient lieu de craindre que la fiévre ne dégénerât en continue, ou qu'il ne furvînt quelqu'autre maladie encore plus fàcheufe.

Le malade étoit extrémement échauffé, il lui furvenoit fouvent des hemorragies copieufes par le nez : il avoit des inquiétudes, des infomnies, & des dégoûts confidérables : cette maladie avoit déja duré cinq mois, la tendreffe des parens du petit malade en fut allarmée.

On me confulta fur cette fiévre ; je confeillai de faire une faignée par rapport à l'hémorragie ; le lendemain on fit vomir le malade avec une infufion d'ipecacuanha : on le purgea deux jours après avec

la manne dans une infufion de rhubarbe, on réiteroit ce purgatif une
fois chaque femaine. D'abord après
le premiere purgatif on commença
l'ufage d'une décoction de racines
de chicorée fauvage, de garance
& de fraifier; on y ajoutoit les fom-
mites de petite centaurée, & un
peu de fumeterre; on jettoit dans
une bouteille de la colature douze
grains de tartre chalibé. On prenoit deux petites écuelles par jour
de ce reméde, le matin & le foir,
toujours trois heures avant ou après
le repas : immédiatement avant la
prife du matin, on prenoit dix grains
d'yeux d'écreviffes préparés & in-
corporés dans un peu de conferve
d'énula campana.

La fiévre ceffa au quinziéme
jour de cet ufage, & l'on difconti-
nua les remédes : je recommen-
dai d'en reprendre quelques jours
après; mais comme l'enfant fe portoit bien, on le négligea. La fiévre
revint un an après, elle fut bientôt

détruite par le moyen des mêmes remédes; on les continua plus long-tems qu'on n'avoit fait la premiere fois, & depuis ce tems-là le malade se porte parfaitement bien.

Je pourrois fournir ici un nombre d'Observations sur les mauvais effets du quinquina, donné mal à propos dans les fiévres intermittentes ; mais comme je me suis proposé de ne donner dans cette partie (pour ne pas trop grossir cet Ouvrage) qu'une seule Observation sur chaque maladie dont je traite ; je tâche d'y suppléer par les Réflexions que j'y joins.

Réflexions sur l'Observation précédente.

Il est des pays où le quinquina ne fait pas toujours de bons effets dans les fiévres intermittentes. Baglivi a remarqué qu'il réussit rarement à Rome. Il n'en est pas de même en France, il y réussit souvent; & s'il n'y fait pas toujours des

bons effets, c'eſt parce que l'on
s'en ſert mal à propos.

Ceux qui font uſage du quinquina ont le poulx fort, & élevé, quoiqu'il ſoit mou ; on doit inférer de-
là que ce reméde exalte le ſang &
le raréfie ; il amortit d'ailleurs l'â-
creté des matieres répandues dans
ce liquide, & il fournit dans tout
le corps une amertume ſtiptique
qui rappelle les oſcillations des
fibres vers leur état naturel, en les
rendant moins ſuſceptibles d'une
dilatation contre nature.

Cette vertu ſpécifique du quinquina ne ſuffit pas toujours pour
détruire la fiévre : il eſt des cas où
elle ne peut rien ; c'eſt ſurtout
quand les engorgemens de petits
vaiſſeaux ont trop de réſiſtance,
qu'ils ne peuvent pas être détruits
par la raréfaction des liquides, par
les changemens que ce reméde
occaſionne dans l'action ſyſtaltique
des fibres ; & quand quelque viſcere ou quelque partie fournit des

matieres fibriles, ces matieres fe répandent continuellement dans le fang, elles fe reproduifent à chaque inftant; le quinquina ne fçauroit ni les détruire ni les fixer totalement.

Si Morton ne s'eft pas trompé quand il a dit que le quinquina fait de bons effets dans les fiévres des pulmoniques, je puis affurer qu'il n'en eft pas ici comme en Angleterre; car quand je m'en fuis fervi fur la parole de cet Auteur, j'ai toujours vu avec mal au cœur augmenter tous les fymptômes de la maladie.

Les caufes de raréfaction que le quinquina fournit aux liquides, ne portent pas fur des obftructions qui font parvenues au terme de molleffe ou de dureté. J'ai donné la théorie de ces obftructions dans mes Réflexions, fur les tubercules des poumons, elles ne portent même pas fur des molécules qui nagent encore dans la maffe des liquides.

Si elles font de cette nature, au contraire elles donnent occafion à ces molécules de fe précipiter, & d'engorger les petits vaiffeaux. L'action ftyptique du quinquina fur leurs fibres concourt à comprimer ces molécules, & à les durcir : c'eft ce qui rend la guérifon des fiévres très difficile.

Le quinquina donné mal à propos, fufpend quelquefois, ou pour mieux dire, ralentit pour peu de tems l'effet des humeurs fébriles, mais on l'a vu fouvent en de pareils cas caufer des maladies plus dangéreufes que la fiévre qu'on s'empreffe de détruire par fon moyen ; ce font des hydropifies des rhumatifmes, des diffenteries, des fuppreffions des mois aux femmes, &c. Ces accidens font toujours annoncés par des gonflemens & des péfanteurs dans tout le corps, fi l'on n'y remédie pas bien-tôt par des remédes convenables ; de forte que ce qu'on a le moins à craindre

du quinquina donné mal à propos,
c'eſt le retour de la fiévre.

Le malade de l'Obſervation précédente alloit tomber dans quelqu'un de ces accidens, ſi l'on n'a-
voit pas abandonné ce reméde
pour avoir recours aux apéritifs,
aux délayans, &c. Le dérangement des liquides & les obſtructions étoient déja conſidérables,
quand la fiévre ſurvint; la pâleur
de ſon viſage & ſes autres incommodités, annonçoient aſſez que la
fiévre n'étoit qu'un ſymptôme de
la maladie, il falloit en détruire la
cauſe avant d'avoir recours au quinquina : On doit toujours faire cette
attention quand on entreprend de
guérir la fiévre, par le moyen de
ce reméde.

NEUVIÉME OBSERVATION.

*Sur un mal contagieux qui a beau-
coup de rapport avec la maladie
des Négres, appellée le Pian, qui s'eſt
manifeſté à Nerac vers le commencement du mois de Juin de l'année
1752.*

La femme d'un Commerçant de
la ville de Nerac, accoucha heu-
reuſement, au commencement du
mois de Novembre de l'année 1751.
Elle donna ſon enfant à une nourrice qui le nourrit bien pendant ſix
mois ; au bout deſquels, cette nourrice étant malade, une de ſes voiſines donna cinq fois le ſein à ce
nourriſſon, qui, dès ce moment,
ſe trouva incommodé ; il maigriſ-
ſoit à vue, il lui ſortit, en peu de
jours, beaucoup de puſtules aux
cuiſſes.

Les parens de cet enfant le
voyant déja preſque perdu, le
retirerent pour le donner à une au-

tre nourrice. Cette derniere étoit
à la campagne, cela leur donna occasion de le garder quelques jours
chez eux : pendant ce tems-là plusieurs femmes du quartier lui don-
nerent le sein.

Il paroissoit déja des pustules sur
tout le corps de cet enfant : les unes
suppuroient, mais fort peu ; il en sor-
toit une matiere jaunâtre, cette
matiere étoit farineuse, & les autres se couvroient d'une espéce de
croute de la même couleur. Ces
pustules se multipliérent tellement,
surtout en certaines parties, au visage, par exemple, à la bouche, &c.
qu'elles y formoient des croutes
presque continues ; elles étoient
corrosives, certains os en furent
découverts. Il y en avoit au cou,
aux deux côtés de la trachée artere
qui percerent dans l'intérieur, &
l'enfant mourut. C'est-là la relation
que la derniere nourrice de cet enfant m'a fait. Pour moi je n'ai pas
vû des os découverts, ni des ul-

ceres profonds, dans tous les malades que j'ai foignés.

Toutes les nourrices qui avoient donné à têter à cet enfant, s'apperçurent bientôt qu'elles avoient des puftules à leur fein, qui fe répandirent enfuite dans tout le corps. Quelques-unes de ces puftules ne fuppuroient pas : celles-ci fe diffipoient quelquefois d'elles-mêmes ; d'autres fuppuroient, mais trèspeu, comme celles de l'enfant ; & d'autres enfin fe couvroient d'une efpéce de croute jaunâtre ; les enfans de ces nourrices furent en même tems infectés de la même maladie, avec les mêmes fymptômes.

On ne foupçonnoit pas encore ce mal d'être contagieux ; un nombre de nouvelles nourrices donnérent de leur lait à ces nouveaux malades, elles furent à leur tour bientôt gâtées de même que leurs enfans. Enfin cette fâcheufe maladie a déja fait tant de progrès, (c'eft à la fin du mois de Décembre 1752), qu'on connoît sans compter quelque homme plus de quarante femmes ou enfans qui en ont été attaqués, ou qui le font encore, sans y comprendre tous ceux & celles en qui le mal ne s'est pas encore manifesté; & d'autres que la honte empêche d'avouer qu'ils en font atteints, à cause que le Public le regarde comme une maladie vénérienne.

Il étoit déja mort deux enfans attaqués de cette maladie, lorsqu'on m'appella pour voir une petite fille âgée de huit mois, presque toute couverte de pustules; mais elle en avoit aux cuisses, aux fesses, & aux environs plus que partout ailleurs; elle en avoit encore l'intérieur de la bouche rempli. Cet enfant étoit extrémement foible, abbatue & amaigrie; cependant elle n'avoit pas le symptôme de fiévre. La mere qui la nourrissoit, avoit le sein totalement gâté de pustules, elle ne pouvoit

plus le lui donner, elle fût obligée
de la févrer; elle en avoit auſſi en
d'autres parties, qui lui cauſoient,
outre des douleurs inquiétantes,
des démangeaiſons continuelles.

Je vis en même tems deux autres
enfans & leurs nourrices dans le
même état; on m'aſſura, & j'ai reconnu enſuite par moi-même, que
toutes les nourrices & tous les enfans infectés étoient comme les premiers que j'avois vû, avec plus ou
moins de puſtules les uns que les
autres, ſelon les différens tems où
la maladie s'étoit manifeſtée, &
ſelon ſes différens progrès.

Les puſtules étoient généralement circulaires, dures, & un peu
calleuſes; celles qui étoient couvertes de leur peau reſtoient les
mêmes; mais celles qui ſe couvroient d'une eſpéce de croute ſe
conſommoient en partie, & en
certains endroits il ne parroiſſoit
qu'une eſpéce de croute jaunâtre
qui s'étoit formée de pluſieurs puſ-

ules: les enfans qui étoient dans cet état étoient comme mourants.

Ce mal me parut avoir beaucoup de rapport avec ce que j'avois lû des symptômes du pian, maladie des Négres, & surtout des sauvages du Golfe du Méxique, qui est une espéce de ladrerie héréditaire. J'eus d'abord en vue de me servir de mercure, reméde qu'on employe ordinairement pour guérir cette maladie, dans les pays où elle est fréquente. Mais comme j'avois, parmi mes malades, des enfans, depuis l'âge de trois mois jusqu'à celui de deux ans, je craignis l'effet de ce reméde; & pour l'adoucir je lui alliai le camphre, j'en fis un onguent avec un tiers de mercure revivifié du cinabre, & éteint avec la térenbenthine, sur deux parties de graisse, où j'ajoutai vingt grains de camphre par once de mercure. Je faisois étendre de cet onguent sur des linges fins, on n'y laissoit que ce qui échappoit à la spatule.

On appliquoit de ces linges aux
feſſes, aux cuiſſes des enfans, &
là où il y avoit le plus de puſtules :
dans deux ou trois jours ils étoient
ſoulagés ; peu-à-peu les puſtules &
les croutes ſe diſſipoient, & en
quinze jours ils paroiſſoient guéris :
ils avoient déja repris toute leur
gayeté, & leur enbonpoint ; ils ſe
retabliſſoient à vûe. Les puſtules
& les croutes des nourrices ſe diſ-
ſipérent auſſi, par le même moyen,
mais il leur falloit un peu plus de
rems.

Le bruit des heureux ſuccès de
mes remédes ſe répandit bientôt
dans le Public ; on me confia pluſieurs autres enfans, & pluſieurs
nourrices ; tous étoient bientôt tranquilles par le moyen des mêmes
ſecours.

Il me vient encore tous le jours
de ces malades. Pour ne pas laiſſer
leur guériſon imparfaite, je continue la cure des femmes par des
frictions mercurielles, & celle des

nfans, par une longue application
les linges. On doit déterminer la
durée & la quantité de ce reméde,
felon la force du mal , & felon l'âge
& le tempérament des malades. Je
parlerai plus bas , dans mes Ré-
lexions fur le mercure, de l'alliage
de ce minéral avec le camphre.

Réflexions fur l'Obſervation pré-cédente.

Le pian , comme je l'ai déja dit ,
eſt une maladie particuliere aux
Négres & aux Sauvages du Golfe
du Méxique. Les Négres l'ont communiquée aux Blancs de l'Amérique , chez leſquels cependant elle
n'a pas fait les mêmes progrès ;
mais juſqu'ici il ne paroît pas qu'elle ait pénétré dans nos climats.

L'Auteur du traité des maladies
de la Jamaïque , dit que les pians
font des puſtules dures, calleuſes
& circulaires : que les unes de ces
puſtules font ulcerées , d'où il fort

une farine jaunâtre, ou font fim-
plement couvertes d'une efpéce de
croute de même couleur ; & que
d'autres ne font point ulcerées.

Ce font, comme on voit, les
mêmes puftules qui caractérifent la
maladie qui s'eft manifeftée à Nerac. Cet Auteur les regarde comme
un fymptôme de vérole chez les
Négres, parceque, felon lui, les
Négres ont la peau plus dure que
les Blancs, qu'ils font plus expofés aux fraîcheurs du matin & du
foir, & à la plus grande ardeur du
foleil ; au lieu que les Blancs ont
rarement des pians, pour la raifon
contraire.

Je ne fuis pas tout-à-fait de
l'avis de cet Auteur ; car il eft fûr
que cette maladie, telle, du moins,
qu'elle s'eft manifeftée à Nerac, à
quel genre qu'on la rapporte, &
quelle qu'en foit la caufe, eft une
efpéce particuliere, & très-carac-
térifée ; les fymptômes en font fi
conftamment les mêmes, dans tous

es sujets qui la reçoivent par communication , qu'il n'est point de
plante qui se reproduise avec plus
l'uniformité.

La vérole au contraire est regardée comme un protée qui se
manifeste par une infinité de symptômes, presque tous différens, dans
les différens sujets qui en sont at-
staqués.

Quoiqu'on guérisse les pustules
contagieuses qui se sont manifes-
tées à Nerac , par le moyen du
mercure qui est le véritable spéci-
ffique de la vérole ; ce n'est pas une
preuve qu'elles soient le même
mal, puisqu'il y a des remédes com-
muns à des maladies différentes.
On guérit avec le mercure, les dartres , la galle, la fiévre quarte , la
rage, &c. & selon Mr de Sauvages,
toutes les maladies contagieuses.

Un autre Auteur donne au pian
trois différentes causes ; l'une le
commerce des femmes, l'autre l'habitude où sont les Sauvages de cou-

cher dans la pouſſiere, & la troiſiéme l'uſage de viandes corrompues. Sans entrer dans cette diſ-
cuſſion, je me contenterai d'obſerver que ces deux dernieres cauſes n'ont rien de commun avec la
vérole, & que la premiere pourroit ne faire que les perpétuer ;
c'eſt, ſans doute, ce qui a donné
lieu à cet Auteur de regarder le
pian comme une ladrerie héréditaire.

Quoiqu'il en ſoit, le pian, ou
puſtules qui ont lieu dans ce pays,
doivent être regardées comme une
eſpéce très-dangereuſe, & nouvellement tranſplantée qui ſe mani-
feſte très-rapidement, comme on
l'a vu ci-deſſus.

On rapporte qu'un ſeul Danois
communiqua en 1651 la petite vérole aux habitans des iſles de Férôé
ſituées fort avant dans le Nord, où
cette maladie étoit étrangere ; la
contagion s'étendit ſi loin, & la
mortalité fut telle, que laplûpart

les morts démeurerent fans fépul-
ture. Le pian pourroit bien s'être
communiqué de même dans ce
pays. Mais on doit efpérer que les
fages précautions de Mrs nos Ma-
giftrats arrêteront le progrès de
cette maladie, d'autant mieux qu'elle céde à l'ufage des remédes plus
facilement qu'en Amérique.

On pourra faire, fans doute, fur
le pian de l'Europe, la même remarque qu'on a faite fur les Yauws,
horrible maladie des Négres d'Af-
frique voifins de la Ligne ; c'eft
que les dégrés de force & d'activité
de cette maladie augmentent. ou
déclinent, à mefure que les mala-
les s'éloignent ou s'approchent
d'un climat tempéré.

Réflexions fur le mercure allié avec le camphre.

Depuis le tems qu'on a découvert que le mercure eft un reméde
affuré contre les maladies véné-

riennes, on a toujours eu en vue de le dépouiller d'une causticité inhérente qui lui a souvent fait faire de mauvais effets. On crut d'abord qu'on y parviendroit par le moyen de la Chymie ; mais les préparations les plus travaillées, font encore des effets violens, quand ce reméde n'eft pas ménagé par la main des meilleurs maîtres.

Le dangéreux préjugé fur la falvation, dans la cure des maladies vénériennes contribua à borner des recherches fi utiles : on s'eft enfin fagement déterminé, au commencement de ce fiécle, à ne faire plus faliver, & à ménager les dofes du reméde, afin qu'il fe diftribuât avec une jufte proportion dans toutes les parties du corps, & qu'il ne caufât pas dans la bouche, ni dans les vifceres, des engorgemens toujours à craindre. C'étoit déja beaucoup, d'avoir fecoué le joug d'un préjugé ; mais le mercure étoit encore cauftique, & en état de faire de tels ravages, qu'on n'ofoit pas s'en fervir dans les différentes maladies, où on le croyoit néceffaire.

L'on avoit cependant déja appris que dans le Royaume de Tonquin on allioit le mufc avec le cinabre, pour guérir les fiévres malignes & exanthémateufes, & que par ce moyen on adouciffoit la caufticité de ce minéral : ce n'étoit pas encore affez, il falloit le dépouiller de fa vertu falivante. Mrs Hoffman, Haller, &c. le mêlerent à cet effet avec le camphre ; mais on négligea cette préparation, & le fameux Boerhaave qui s'étoit apperçu qu'il falloit chercher l'antidote de la petite vérole, dans le mercure dépouillé de fes mauvaifes qualités, crut qu'on en trouveroit le moyen en l'alliant avec l'antimoine. Mais les expériences réitérées de Mrs Huxhan & Screiber, confirment que le camphre qu'on peut regarder comme un fouffre délié, volatil & végétal, adoucit tellement les préparations mercurielles , que par ce moyen on peut faire prendre le turbith minéral sans aucun risque , & pour lors on le donne comme sudorifique. Ces sçavans ont encore éprouvé que cet alliage fait que le mercure ne procure pas de salivation ; c'est pourquoi ils s'en sont servis avec succès dans la peste , la petite vérole , les fiévres malignes , &c.

J'ai eu occasion , pendant le cours de cette année 1752 , de me servir assez souvent d'onguent mercuriel : je suivois du commencement la méthode de l'extinction avec la préparation ordinaire ; mais j'eus lieu de m'appercevoir que les plus grandes précautions n'empêchoient pas que le mercure ne portât sur des tempéramens foibles , & qu'il n'occasionnât des dérangemens que j'aurois voulu éviter. Je me déterminai à allier le camphre avec le mercure, comme je l'ai dit ci-devant ; & ces mêmes tempéra-

mens

mens que deux dragmes d'onguent ordinaire dérangeoient, en sup-portoient jusqu'à demi-once de la nouvelle compofition. Enhardi par ces fuccès, j'en donnois à d'autres jufqu'à cinq dragmes par friction, & je n'obfervois, pour le plus, que trois jours d'intervalle d'une fric-tion à l'autre, & fouvent que deux; il n'en arriva jamais la moindre in-commodité, & les malades ne gar-derent pas la chambre un feul jour pendant le beau tems.

J'ai employé, pour chaque ma-lade, depuis cette découverte, de douze jufqu'à quatorze onces d'on-guent; ce qui faifoit plus de quatre onces de mercure, quantité fuffi-fante pour l'entiére guérifon des maladies vénériennes, & très en état de rouler fouvent dans tous les vaiffeaux du corps: puifque de-puis la méthode par extinction, on fe bornoit ordinairement à en in-troduire deux onces & demi pour les tempéramens robuftes.

M

On croit que le camphre, étant composé de particules d'une subtilité infinie, fait pénétrer le mercure aisément, jusques dans les plus petits vaisseaux ; cependant il est de la prudence de ne pas l'introduire d'abord en grande quantité, sourtout dans les tempéramens délicats. Il faut accoutumer les petits vaisseaux à ce reméde, d'autant mieux que le camphre en augmente l'action pour un tems ; car on a remarqué que le mercure doux mêlé avec cette resine, dans les maladies aigues où l'on s'en sert, augmente d'abord la chaleur, mais cet effet n'est ni dangereux ni de durée. Vingt grains de camphre par once de mercure, m'ont suffi, jusqu'à ce jour, pour dépouiller ce reméde de sa vertu salivante : cependant on connoîtra par de plus longues expériences, s'il faut s'en tenir à cette petite dose, & si elle suffit pour tous les tempéramens, & dans tous les cas

qui exigent les plus férieufes précautions. J'aurai foin d'avertir le
Public des Obfervations que je ferai en conféquence.

On doit d'abord commencer par
deux dragmes d'onguent, pendant
quatre ou cinq frictions ; on en
viendra enfuite à trois dragmes, à
demi once, &c. Quoique la préparation de ce reméde le dépouille
de fes qualités cauftiques & falivan-
tes, il ne faut pas en abufer, parcequ'il pourroit faire de mauvais effets, par fon poids, dans les capillaires délicats, fi l'on en introdui-
foit une trop grande quantité.

Il arrive ordinairement, en fuivant la méthode de traiter la vérole
par extinction, que les perfonnes
habituées à des crachottemens naturels, ne peuvent fupporter que
peu de mercure fans faliver. J'ai
obfervé que, par l'ufage de l'onguent mercuriel avec le camphre,
une perfonne d'un tempérament
délicat, habituée à un crachotte-

ment, cessa de cracher, jusqu'à ce
que le mercure eut cessé de faire
son effet, quoique sur la fin on employât cinq dragmes d'onguent à
chaque friction. J'ai encore observé,
que les symptômes de la vérole
diminuent plutôt avec cette composition qu'avec l'autre.

Il n'est pas douteux qu'on ne
doive encore attribuer au camphre,
les prompts effets que l'onguent
mercuriel fait sur les pustules, ou
pians des petits enfans; puisque
j'ai appris que des personnes qui
vouloient imiter mes linges, en
avoient couvert d'onguent mercuriel ordinaire, mais qu'ils n'avoient
pas eu tout le succès qu'on en espéroit.

Cette méthode de traiter les petits enfans, est bien moins dangéreuse que celle des frictions : on
introduit dans celle - ci le mercure
avec violence ; il peut faire de mauvais effets dans de petits vaisseaux
d'une délicatesse infinie, il peut

es rompre, les déchirer, & for-
ner des engorgemens dangéreux
dans ceux qui ne font que commencer de fe développer ; au lieu
que quand il eft appliqué par le
moyen des linges, le reméde eft
divifé par une douce chaleur ; c'eft
l'ouvrage de la nature elle-même,
il eft reçu peu-à-p u en petite
quantité, & fucceffivement par
les pores abforbans, & il ne fuit
que des routes déja tracées.

La plûpart des nourrices avoient
fevré leurs enfans la premiere fois
que je les vis ; je finiffois la cure de
ceux-là, par le moyen des linges ;
au lieu que fi elles nourriffoient
encore, dès que les puftules des
enfans étoient diffipées, je me con-
tentois de faire des frictions aux
nourrices, jufqu'à une guérifon radicale.

DIXIÉME OBSERVATION.

Sur une abstinence de toutes sortes d'a limens, excepté d'eau pendant cin quante - cinq jours.

Un Artisan âgé de vingt - cinq ans, d'un tempérament assez ro buste, qui me paroît un peu mé lancolique, etant rebuté par le mauvais traitemens que lui faisoi un de ses parens, habitant de cette ville, chez lequel il étoit depuis son enfance, quitta ce parent sans rien dire & sans sçavoir où aller. A peine étoit-il à demi mille de la ville, que passant sur des rochers qui dominent sur la riviére de Baïse il se rappella qu'il avoit vu une grotte au pied de ces rochers, il y descendit pour y méditer à loisir sur le parti qu'il pourroit prendre, (c'étoit dans le mois de Mai de l'an née 1744): cette grotte est à trois ou quatre toises du lit de la ri viere, qui n'est pas navigable en cet endroit ; elle n'a pas de communication avec les avenues de la ville, & des rochers escarpés en rendent les abords très - difficiles. Cet endroit solitaire & presque inconnu aux habitans des environs, parut très-propre à ce jeune homme qui étoit accablé de chagrin ; pour y laisser éteindre ses jours, il s'y enferma. Il avoit sur lui environ trente prunes séches, il les mangea, & il resta dans cette grotte pendant cinquante - cinq jours sans prendre d'autres alimens solides.

Cependant il bûvoit toujours de l'eau d'une petite fontaine qui coule du rocher ; il m'a assuré que le quinziéme jour, il conservoit encore toutes ses forces, & que le vingt-cinquiéme jour, il auroit été en état de revenir en ville sans secours ; mais ses forces déclinerent ensuite sensiblement. Au cinquantiéme jour, il ne put plus, tant il étoit foible, aller prendre sa nourriture, quoique la fontaine ne fût

éloignée de la grotte que d'environ deux ou trois toifes. Il étoit
enfin mourant le cinquante - cinquiéme jour, lorfque, par hazard,
il paffa par-là un Chaffeur qui fut
effrayé en appercevant ce cadavre
defféché : cependant il s'avança, &
il entendit une foible voix qui fem-
bloit lui demander du fecours.

Ce Chaffeur appella des gens du
voifinage ; on porta ce fquelette vi-
vant dans la maifon la plus proche,
il put encore prendre quelques
cueillerées de bouillon , fa langueur diminua infenfiblement ; il
prit enfin des forces, il fe remit, &
il fe porte encore aujourd'hui parfaitement bien. On s'eft affuré par
des enquêtes qu'on a faites dans la
ville & aux environs, que ce jeune
homme n'avoit pas d'intrigue qui
eût pu lui fournir des alimens. Il
vient encore à ce moment de me
raconter fon hiftoire avec tant de
fimplicité , qu'il ne fçauroit être
foupçonné d'en avoir impofé au

‘ Public: d’ailleurs fi quelqu’un l’a-
voit fecouru du commencement,
on ne l’auroit pas totalement abandonné lorfqu’il étoit aux abois, faute
de nourriture.

Réflexions fur l’Obfervation pré-cédente.

‘Albert le Grand affure qu’il a vu un homme qui avoit vécu pendant fept femaines, fans prendre d’autre aliment que de l’eau. Un Auteur Efpagnol dit qu’une fille avoit vécu pendant plufieurs années avec de l’eau pour toute nourriture. Et un autre Auteur rapporte, qu’un Prêtre vécut pendant quatre ans de la feule infpiration de l’air. On trouve dans les livres un nombre infini d’exem-ples encore plus furprenans, de gens qui ont vécu long-tems fans prendre de nourriture.

On feroit injuftice aux Auteurs qui rapportent ces Obfervations, fi l’on foupçonnoit leur bonne foi;

M v

elles peuvent être véritables : car il arrive tous les jours dans la nature des choses surprenantes & qui tiennent du prodige ; mais aussi ces Auteurs peuvent avoir été trompés eux-mêmes, & avoir écrit sur la foi du peuple qui renchérit toujours sur les choses extraordinaires.

Quoiqu'il en soit, ces choses extraordinaires ne peuvent pas servir de régle aux Medécins : ils doivent être appuyés dans tous leurs procédés par des expériences claires & soutenues, & ils ne doivent s'attacher aux choses douteuses que pour les éclaircir.

Cependant l'Observation précédente confirme que l'eau, qui par sa substance, est principe des corps, surtout de ceux des animaux, contient en elle un précis des autres principes du corps animal, puisqu'étant prise seule pour toute nourriture, elle peut nourrir l'homme pendant plusieurs jours, sans que ses forces diminuent extrémement ; au lieu qu'elle ne fçauroit le nourrir pendant fi long-tems , fi elle ne fourniffoit qu'un principe aqueux.

Onziéme Observation.

Sur un homme qui refta vingt minutes fous l'eau fans refpirer l'air.

Vers la fin du mois de Juin dernier, un Artifan âgé d'environ vingt-trois ans , d'une taille médiocre , d'un tempérament bilieux , mais très-robufte , étoit monté fur un mauvais cheval qu'il faifoit baigner. Il hazarda ce cheval dans un endroit profond de la riviere qui paffe dans cette ville ; on ne fçait par quel accident il tomba de ce cheval dans l'eau. Des gens qui le virent tomber le perdirent d'abord de vue ; peu de tems après on apperçut fes cheveux fur l'eau jufqu'à leur racine, ils difparurent d'abord; il montra enfuite les pieds, & enfin on ne le vit plus : il y avoit dans cet endroit de la riviere environ dix pieds d'eau.

On se donna d'abord des mouvemens pour secourir ce misérable; on alla chercher un petit bateau à quelque distance de l'endroit où il étoit tombé; ce bateau s'engrava, cela fit perdre du tems, il s'écoula environ vingt minutes. Depuis le moment que cet homme étoit tombé jusqu'à ce qu'on l'enlevât dessous l'eau, on l'examina dès qu'il fut dans le bateau, on le trouva sans poulx, sans sentiment & sans mouvement, on le crut mort, on l'avoit abandonné. Cependant le Sieur Barres, Maître Chirurgien, lui introduisit de l'air par l'anus; on s'apperçut d'abord après d'un petit mouvement presqu'insensible à la lévre inférieure; on saisit ce moment pour le saigner du bras, le sang porta, on fit une saignée assez copieuse; on inonda le malade de liqueurs spiritueuses, & à force de le tracasser, on lui fit avaler une large dose de

vin émétique : il survint un instant
après des mouvemens convulsifs
qui se succédoient de partie en partie & de membre en membre, ils
devinrent enfin presque généraux.

Ce pauvre malade étoit dans des
agitations terribles, qui durerent
environ quatre heures; mais à peine
pouvoit-on distinguer au tact le
battement des arteres. Dès que ces
agitations commencerent de diminuer, il survint une sueur des plus
abondantes ; tous les linges dont
on le couvroit étoient d'abord inondés ; la sueur cessa dans deux heures, & il ne se fit pas d'autre évacuation, ni par le vomissement, ni
par les selles, ni par les urines.

Ce jeune homme n'avoit pas encore recouvré la parole ni le sentiment, & les mouvemens qu'il
faisoit étoient tous convulsifs : on
le resaigna au bras; peu de tems
après la saignée, il commença de se
mouvoir naturellement, & de parler; il reprit enfin l'usage de tous

ſes ſens ; c'étoit ſix heures après ſa chûte. Dès qu'il ſe reconnût, il crut s'être réveillé d'un profond ſommeil ; il ſe leva, il marcha, & il faiſoit toutes ſes fonctions comme s'il ne lui ſût rien arrivé. Il regardoit, & il regarde encore comme une fable tout ce qu'on lui raconte de ſon accident, dont il a totalement perdu la mémoire, quoiqu'il la conſerve de tout autre choſe.

Réflexions ſur l'Obſervation précédente.

Les hommes ne peuvent pas vivre ſans reſpirer, & ils ne reſpirent pas dans l'eau ; il n'eſt donc pas ſurprenant qu'ils meurent bientôt dans cet élément qui leur eſt étranger.

On doit inférer du prompt rétabliſſement du malade de l'Obſervation précédente, que l'eau n'entre pas dans l'eſtomac ni dans les poumons des noyés, ou que, s'il y en entre quelque peu, ce n'eſt

..as en état de leur caufer la mort.

Mr Littre a noyé des chiens, & l a trouvé en les difféquant qu'ils n'avoient point avalé de ce liquide; la privation d'un air libre eft donc la caufe de la mort des noyés.

Les plongeurs qu'on defcend dans l'eau, enfermés dans de grandes cloches où l'on a foin de renouveller l'air, tombent en peu de tems dans un état violent. Les yeux leur deviennent extrémement gros, ou ils rendent du fang par le nez, par les narines, &c. Le feul Mr Halley a refté plus d'une heure dans fa cloche plongé à cinquante-deux pieds de France, fous l'eau fans en être incommodé.

On doit regarder comme fufpectes toutes les hiftoires qu'on raconte, des gens qui ont refté plufieurs heures & même plufieurs jours fous l'eau fans mourir; fi cela eft jamais arrivé, ce font de ces cas extraordinaires, fur lefquels on ne doit pas fe fonder pour tirer des

conféquences : mais on voit, pa
l'Obfervation précédente , qu'or
peut refter fous l'eau bien plus d'ur
quart d'heure fans périr. Ainfi f;
un homme n'eft noyé que depuis
peu de tems , quoiqu'il ne donne
pas de figne de vie , on doit faire
des tentatives pour le ranimer : les
moyens les plus convénables pour
cela font l'introduction de l'air dans
le corps , fans violence , peu-à-peu
& fucceffivement , la faignée , les
émétiques, les frictions,les liqueurs
fpiritueufes, &c. On a obfervé que
quand on introduit l'air par la bouche, il fait des effets plus prompts
que quand on l'introduit par l'anus.

OBSERVATIONS MÉDICO LEGALES.

«Sur le problême suivant qui m'a été proposé, dans un cas de nécessité, par un Magistrat, sçavoir si dans tous les tems, après qu'une femme a accouché, il reste sur son corps des marques certaines d'accouchement, ou des marques qui fassent connoître qu'elle n'a pas accouché.

I.

Où peut-on distinguer les marques d'accouchement.

Les marques d'accouchement sont aussi incertaines que celles de la virginité; car les femmes peuvent se rapprocher, par des artifices, des dimensions des vierges, même quand elles ont accouché; d'ailleurs la sage nature travaille toujours pour cacher le passé à cet égard, *nocte Caliginosa* (comme Horace dit, qu'un Dieu prudent nous cache l'avenir.

S'il y a des marques d'accouchement, on ne peut les chercher que
dans le fein, dans les tégumens du
bas-ventre & dans les parties de
la génération.

II.

*Si le fein donne quelque marque d'ac-
couchement.*

Les mammelons d'une jeune fille
font ordinairement d'une couleur
de fraife, d'un rouge vif & animé ;
cependant toute autre couleur ne
dénote pas une femme, ni n'indique pas une mere. Hyppocrate,
Sennert & bien d'autres Médecins
célébres ont remarqué que la couleur des mammelons change felon
l'âge, les maladies & les différentes affections de la matrice. Les
affections de ce vifcere ont fouvent
le plus de part à ce changement de
couleur, furtout dans la premiere
jeuneffe, lorfque les paffions de
l'ame viennent exercer leur defpo-

tifme ; que d'impreffions irrégulieres ne fe fait-il pas dans les houpes
nerveufes, dont l'aréole & les mammelons font pour ainfi dire tiffus !
fera-t'il furprenant fi l'on en voit
changer la couleur, & pourra-t-on
conclure de ce changement de couleur qu'une femme à accouché,
puifqu'il ne peut pas la faire foupçonner de n'être pas vierge ?

Quand bien même le fein d'une
femme regorgeroit de lait , ce ne
feroit pas un figne d'accouchement;
car Hyppocrate, Galien, Sennert,
Heifter , &c. ne l'admettent pas
même comme une preuve contre
la virginité ; puifqu'ils ont été con-
vaincus , par un nombre d'expériences , que des filles très-chaftes
avoient eu du lait , & qu'il y en
avoit qui avoient nourri des enfans.

Il n'eft pas rare que les filles ayent
du lait quand leurs fecours font
fupprimés , furtout fi elles font bien
conftituées d'ailleurs : elles peuvent encore s'en faire venir par la

ſuccion ; on en a vu un exemple
dans ce pays. Un de mes Confre-
res avoit un garçon unique , ſa femme le nourriſſoit ; une ſervante attachée à ſa maiſon gardoit cet enfant pendant la nuit , & le portoit
à ſa maîtreſſe quand il falloit lui
donner le ſein ; les dents vinrent à
percer , cet enfant en ſouffroit : la
ſervante affectionnée pour ménager quelques momens de repos à
ſa maîtreſſe , donnoit ſon ſein au
petit nourriſſon : Peu de tems après
elle apperçut qu'il découloit du lait
de ſes mammelles , elle fit part de
ſon accident extraordinaire à ſa
maîtreſſe , qui en frémit juſqu'à ce
que le Médecin eut découvert la
véritable cauſe de cet accident.
Ces ſignes ſont donc trop équivoques pour prouver un accouchement, ni qu'on n'ait pas accouché.

III.

Si les légumens de l'abdomen d'une femme fourniffent quelque figne d'accouchement.

La peau du bas-ventre eft fouvent tachée & ridée aux femmes qui ont eu des enfans, ce qu'on ne voit pas ordinairement aux filles à moins qu'elles n'ayent eu des maladies qui leur ayent occafionné cet accident; car cela peut leur arriver à la fuite des hydropifies, des gonflemens fpafmodiques du bas-ventre, qui font des fymptômes ordinaires des vapeurs hyftériques, &c.

La peau ayant été extrémement tendue pendant la groffeffe par la dilatation des tégumens de l'abdomen, & revenant tout-à-coup fur elle-même, lors de l'accouchement, il s'y fait fouvent des rides, parce que cette membrane ayant moins de reffort que les mufcles du bas - ventre , ne fe rétablit pas auffi aifément que ceux-ci , c'eft ce qui la rend inégale. Les taches proviennent de la même caufe ; ce font des fucs lymphatiques qui lors de la chûte foudaine de l'abdomen, s'embarraffent dans les excrétoires fous l'épiderme , & changent en y croupiffant la couleur de la peau ; ce qui peut également arriver aux filles, comme je l'ai déja remarqué, quand la peau a été trop tendue par des gonflemens confidérables de l'abdomen , relâchée par des hy-dropifies , &c.

Le bas - ventre des filles & des femmes pourroit être taché par d'autres. caufes ; les fcorbutiques font fouvent couverts de taches, elles font comme naturelles à ceux qui ont la peau rouffe ; d'ailleurs la lymphe peut venir de nature à fe former des arrêts elle - même fous l'épiderme. Quand bien même des taches qui proviendroient de ces caufes , n'auroient lieu que fur le

as-ventre des femmes, on ne devroit pas en être surpris, les émo-
tions fréquentes qui arrivent dans
cette région seroient seules en état
de les y déterminer.

L'abdomen d'une femme grosse
pour la premiere fois est de beaucoup moins élevé qu'en celles qui
ont fait plusieurs enfans : sa chûte
doit donc être moins considérable,
& par conséquent, il est moins sujet aux taches & aux rides, souvent
il ne s'y en fait pas ; mais s'il y en
survient elles tombent ordinairement en forme d'écailles, surtout
si l'on use de remédes convénables
pour les enlever. On enléveroit
ces taches, & on effaceroit ces rides par le moyen des remédes, à
des femmes qui ont fait plusieurs
enfans. Sennert n'en doute pas,
après avoir prescrit ce qui convient
pour les détruire, *Deinde* (dit-il),
totum corpus in balneo detergito, &
omnes nigredines ac rugas abolebis.

Le ventre bientôt après l'ac-

couchement eſt rétabli dans ſon
état naturel ; eſt-il gros, eſt il char-
nu, &c. ce peut-être un effet du
tempérament , des maladies, ou
de quelque indiſpoſition. D'ailleurs
toutes les filles & toutes les femmes n'ont pas leurs ventres égaux,
c'eſt la nature qui opére tous les
jours cette différence. Ces ſignes
ne peuvent donc pas former des
preuves d'accouchement, ni qu'on
n'aye pas accouché.

I V.

*Si l'on peut connoître par l'inſpeçtion
des parties de la génération, ſi une
femme a accouché ou ſi elle n'a pas
accouché.*

Les parties de la génération des
jeunes filles reſſemblent à des boutons de roſes qui s'épanouiſſent
peu-à-peu ; ſont-elles parvenues à
l'âge de puberté , la nature les hu-
meçte pour les rendre propres à la
génération ; c'eſt une roſée qui rend

ces

es parties capables de se dilater extraordinairement ; l'âge, le tempérament & les passions de l'ame en forment & varient les dimensions ; elles ne gardent pas de proportion constante.

J'ai lû dans un Auteur célébre, qu'un Colpolteur ayant épousé une fille dans le tems où elle avoit ses secours, lui avoit trouvé de si grandes dimensions, qu'il ne douta pas qu'elle ne fût une prostituée. Cet homme-là s'en alla le lendemain pour affaires de son commerce, avec une ferme résolution de quitter sa femme : cependant il la revit quelque tems après, & il la trouva dans un état si opposé au premier, qu'il pouvoit à peine se frayer des voyes, &c.

On trouve dans Sennert, qu'une fille de service de mauvaise vie, étant en même de se marier, se mit dans un bain astringent, qui fit un tel effet, que son mari se félicitoit d'avoir épousé une vierge ; cepen-

dant elle avoit fait des enfans : d'autres Auteurs l'affurent.

On a vu des filles, dans les dé-
fordres de leurs paffions, détruire
elles-mêmes les marques de leur
virginité. Tous ces moyens peuvent les confondre avec les femmes qui ont eu des enfans, car celles-ci reviennent peu de tems après
l'accouchement dans l'état naturel ; bien plus, par le moyen des
remédes elles fe rapprochent des
vierges. Tels font ces artifices (dit
Eugenius), que j'ai vu. Six Matro-
nes, d'une probité reconnue, juge-
rent vierge une femme qui avoit
accouché fept mois auparavant.

Florentin dit avoir vu une femme,
qui ayant ufé de certains remédes,
ne put plus admettre fon mari. Am-
broife Paré rapporte qu'une femme
à la deuxiéme groffeffe , ayant ufé
d'aftringens , n'avoit pu accoucher
que par le moyen de l'incifion.

Il feroit fuperflu de rapporter
ici un nombre de pareils exemples,

cités par des Auteurs célébres &
très-dignes de foi.

Il eſt plus facile de ſe faire paroître vierge quand on ne l'eſt pas,
que corrompue quand on l'eſt ef-
fectivement.

Cependant Verdier, dans ſon
Anatomie, indique une marque
d'accouchement. La Fourchette,
dit cet Auteur, n'eſt proprement
que l'union des lévres par leur partie inférieure, où l'on remarque un
ligament membraneux qui ſe trouve
tendu dans les filles, relâché dans
les femmes, & preſque toujours
déchiré dans celles qui ont eu des
enfans.

Cet Anatomiſte avoue que cela
n'arrive pas après tous les accou-
chemens, le mot *preſque* y forme
des exceptions ; d'ailleurs ce ligament pourroit être également détruit par l'âcreté des fleurs-blanches,
par des gonorrhées, par des ulceres,
par des artifices, par un violent écar-
tement des cuiſſes dans quelqu'ac-

cident , &c. de forte que l'exiftence
ou la deftruction de ce ligament ne
concluent rien pour prouver qu'une
femme a accouché ou qu'elle n'a
pas accouché.

Il femble d'abord que l'état où
font les femmes dans les premiers
jours de leur accouchement , doit
donner des marques certaines,
qu'elles ont accouché; mais il y a
tant d'autres cas à peu-près femblables, qu'il ne feroit pas de la prudence de fe décider pour un accouchement, à moins qu'on n'en
eût d'autres preuves.

La dilatation qui arrive après
l'accouchement diminue infenfiblement. L'accouchement eft fuivi
immédiatement d'une perte de
fang qui dure, deux, trois, quatre, & quelquefois jufqu'à fix jours,
ce fang eft ordinairement grumélé & accompagné de caillots; la
perte change enfuite de couleur
peu-à-peu, elle devient blanche,
&c. & il y a des femmes qui, dès

qu'elles ont accouché, ne perdent plus. Celles-ci restent moins de tems que les autres dans un état de dilatation.

Combien ne voit-on pas de filles & de femmes, qui après avoir resté un certain tems avec des suppressions de leurs secours, rendent tout-à-coup une grande quantité de sang grumélé, & en caillots, comme les nouvelles accouchées ; les premieres tout comme les autres ont ordinairement ensuite de cela une perte blanche ; ces pertes, surtout les rouges, sont toujours suivies d'une dilatation considérable des parties qui les fournissent ; c'est un fait de pratique qu'on ne peut pas révoquer en doute. On lit dans Sennert, qu'une fille qui avoit tous les symptômes de grossesse, rendit enfin plus de huit livres d'un sang corrompu ; cette fille pouvoit-elle perdre tout ce sang, sans être considérablement dilatée ?

Sennert, Ethmuller, Allen, &

Sidenham font mention de quelques hydropifies de matrice , dont
les unes font aqueufes, & les autres venteufes ; elles ont toutes
beaucoup de rapport avec les véritables groffeffes , puifqu'on en a
généralement tous les fymptômes:
je n'en rapporterai qu'une efpéce
prife de Sidenham ; c'eft une hydropifie venteufe.

Cette efpéce d'hydropifie (dit
cet Auteur) ne caufe pas feulement une tumeur dans l'abdomen ,
elle eft encore accompagnée de
tous les fignes de groffeffe. Les
veuves en font principalement attaquées , & les femmes qui ne fe
marient qu'à un âge un peu avancé ;
il leur femble qu'elles fentent le
mouvement de l'enfant : les Sages-
Femmes y font auffi trompées, le
fein fe gonfle vers le neuviéme
mois, on y découvre enfin du lait,
on fait tous les préparatifs néceffaires pour recevoir l'enfant ; mais
le ventre revient dans l'état natu-

rel, & l'on perd toutes ſes eſpéran-
ces, ſi l'on attend des enfans légi-
times : ou ſi c'eſt autrement, toutes
les craintes ſe diſſipent.

Il n'eſt pas poſſible que ces hydropiſies ſe diſſipent par les parties
naturelles des femmes, ſans qu'il
s'y faſſe des dilatations conſidérables, & qu'elles ne ſoient très-ſou-
vent ſuivies de pertes, quand bien
même les hydropiſies ne ſeroient
pas aqueuſes. J'ai vu en 1735, une
femme âgée d'environ trente ans,
qui après neuf mois de groſſeſſe,
bien marquée par tous les ſymptômes ordinaires, reſſentit de vives
douleurs aux reins ; ſes parties ſe
dilaterent extraordinairement, &
plus qu'il ne l'auroit fallu pour donner un libre paſſage à un enfant
ordinaire : elle eut en même tems
une perte de ſang fétide & grumelé, elle reſta dilatée quatre ou
cinq jours ; ce fut là ſon accouchement. Cette femme a toujours joui
depuis ce tems - là d'une parfaite
ſanté.   N iv

On doit conclure de tout ce que
nous avons dit ci-deſſus, qu'après
qu'une femme a accouché, il ne
reſte pas ſur ſon corps des ſignes
certains & eſſentiels de ſon accouchement; & qu'il ſeroit également
téméraire de décider qu'elle n'a
pas accouché, parce que les ſignes
qu'on prétend devoir indiquer l'un
& l'autre, ſont trop équivoques
pour en pouvoir rien ſtatuer.

SECTION SECONDE.

Obſervations ſur les maladies populai-
res qui ont régné aux environs de
Nerac, à la fin de l'année 1752.

ARTICLE I.

Conſtitution du tems, & ſes effets.

LE tems fut extrêmement plu-
vieux pendant toute la fin de
l'année 1750. Les pluyes conti-
nuerent preſque ſans interruption
juſques vers la fin de Mai de l'année 1751. Il tomba à Nerac pen-

dant cette année, à compter du mois de Novembre 1750, environ vingt-six pouces d'eau. Dès qu'il eut ceſſé de pleuvoir, il ſurvint des chaleurs très-vives qui durerent pendant tout l'été, & qui occaſionnerent une ſéchereſſe conſidérable ; il ne tomba que très-peu de pluie pendant cette ſaiſon : cependant il y eut des orages, ſurtout pendant le mois d'Août ; il y en eut auſſi quelqu'uns pendant le mois de Septembre. Pendant l'automne & l'hyver enſuite, il fit un tems aſſez varié ; il n'y eut pas d'excès dans les froids ni dans les pluies ; il n'eſt tombé, à compter du mois de Novembre dernier, juſqu'aujourd'hui premier de Juillet 1752, qu'environ ſeize pouces d'eau.

Il régna des vents de Sud très-fréquens pendant l'été de 1752 ; cependant il faiſoit de tems en tems des vents de Nord & d'Oueſt ; le vent de Sud tint preſque pendant tout le mois d'Octobre & pendant

une grande partie du mois de Novembre; les vents de Nord & de
Sud furent enfuite les plus fréquens pendant l'hyver.

Il y eut pendant le printems
de l'année 1751, beaucoup de rhumes longs & rebelles; il fuccéda à
ces rhumes des fiévres intermittentes, dont la plûpart ne cédoient
pas aifément aux remédes: le quinquina ne les fixoit que pour un tems.
Ces fiévres après avoir duré pendant quelques mois cédoient enfin, après un long ufage de tifanes
amères & apéritives: cependant la
plûpart de ceux que l'hyver furprit
avec cette maladie, n'en guérirent
parfaitement qu'au printems fuivant.

Pendant l'été de 1751, il y eut
parmi le peuple des points de côté
lymphatiques qui n'étoient pas
meurtriers. Les maux de gorge épidémiques qui régnoient en 1748
& 1749, dont j'ai donné la defcription dans mon livre fur les Varia-

tions de l'Air, *Chap.* 13. continue-
rent pendant toute l'année 1750,
ils durerent encore pendant le printems, & une partie de l'été 1751 ;
mais il étoient pcur lors peu ré-
pandus & peu fréquens ; il n'en
mouroit presque personne.

Dans le mois de Novembre de
la même année, il se répandit d'a-
bord parmi le peuple, & surtout
parmi les gens qui faisoient des travaux pénibles, des rhumes, des fiévres, des douleurs vagues, & d'autres incommodités. A tout cela suc-
céderent bien-tôt de petites douleurs de poitrine, aux uns, & de
seules oppreffions aux autres. Les
premieres étoient avec fiévre, &
ces dernieres sans fiévre, du moins
apparente ; c'étoit sans doute parce que la fiévre étoit du caractere
des fiévres malignes qui ne se ma-
nifeftent pas ordinairement. Cela
paroiffoit par le prompt abattement
des forces, & par les morts précipitées que ces maladies caufoient:

N vj

il en eſt mort beaucoup de monde
dans les pays circonvoiſins de Nerac, ſurtout, du côté du Levant &
du Midi; mais ces maladies n'ont
pas eu lieu dans cette ville.

ARTICLE II.

Symptômes de ces maladies populaires.

IL ſurvenoit de petits friſſons qui
étoient bientôt ſuivis de chaleur;
le pouls étoit fréquent & embarraſſé pendant toute la maladie. A
peine étoit-on réchauffé, qu'on
reſſentoit une douleur ſourde &
peu ſenſible dans quelqu'endroit
de la poitrine, tantôt vers le ſter-
num, & tantôt aux côtés. Dès que
la douleur avoit lieu, on s'apperce-
voit d'une oppreſſion; il étoit des
malades qui ne reſſentoient la douleur que par tems; d'autres la reſſentoient juſqu'au troiſiéme ou juſqu'au quatriéme jour de la maladie: pour lors la douleur ceſſoit, &

on mouroit ordinairement le lendemain ; ceux qui ne se plaignoient
de cette douleur que par intervalles, ne les ressentoient plus après
le quatriéme jour ; aux uns & aux
autres l'oppression augmentoit depuis le commencement jusqu'à ce
qu'on étoit venu au point de ne
pouvoir plus respirer , & qu'on
étouffoit ; c'étoit presque toujours
dans le cinquiéme jour ; & d'autres
ne mouroient que dans le septiéme :
les forces de tous ces malades tom-
boient d'abord dans un abbatement
général.

J'ai vu quelques malades qui
avoient dès le commencement des
points de côté violens : ces points
de côté cessoient & reprenoient par
intervalles ; on avoit fiévre ; l'oppression n'étoit pas considérable,
excepté quand on souffroit : il mouroit beaucoup moins de ces malades que des autres. Une jeune femme enceinte , au huitiéme mois de
sa grossesse, en guérit par le moyen

des saignées, & des remédes dont
je parlerai plus bas.

Les malades qui ressentoient des
points au côté, avoient une toux
séche peu considérable ; ceux qui
ne ressentoient qu'une douleur
sourde, toussoient peu, & ils rendoient quelques crachats lymphatiques ; les autres ne toussoient jamais ; ceux - ci avoient ordinairement un pouls déprimé, & souvent
irrégulier.

Quelques - uns de ces malades
se plaignoient de mal à la tête, mais
la plûpart n'en avoient pas ; ils
étoient tous plus ou moins altérés,
selon que la fiévre se manifestoit ;
la langue étoit toujours couverte
d'un limon jaunâtre ; les urines
étoient blanchâtres, & le sang
étoit couenneux comme dans les véritables pleuresies ; les malades ne
dormoient presque pas ; il en étoit
qui avoient dès le premier jour,
des envies de vomir, ou des vo-
missemens qui dégénéroient en des

cours de ventre mortels ; quand
on ne donnoit pas d'abord des émétiques ; ces cours de ventre étoient
accompagnés de grouillemens ; cependant le bas-ventre & les hypo-
chondres n'étoient pas plus élevés
que dans l'état naturel. Dans le
nombre des malades, il s'en trouvoit qui fuoient beaucoup dès le
commencement de la maladie ; ces
fueurs ne difcontinuoient prefque
pas : on ne faifoit pas de remédes.
C'eft une coutume abufive, foute-
nue dans les Campagnes par un faux
préjugé, qui eft de ne pas faire de
reméde quand on fue ; ces malades mouroient tout comme les
autres ; mais il n'en fut pas de même quand, (par mon avis) on ofa
faigner malgré les fueurs.

ARTICLE III.

Remarques sur ces maladies.

CEs maladies étoient en même
tems en plusieurs païs différens, mais elles n'avoient pas partout les mêmes symptômes ; elles
suivoient de Paroisse en Paroisse,
dans les contrées où elles régnoient.
Le grand nombre de morts qu'elles causoient, mit d'abord une cons-
ternation générale dans les esprits ;
à peine étoit - on malade, qu'on
désespéroit de sa guérison. Dès que
le peuple fut attaqué, le riche suivit le sort du pauvre ; & ceux dont
la vie étoit oisive n'en furent pas
plus exemts que ceux qui étoient
assujettis à des exercices pénibles ;
cependant ceux-ci étoient plus généralement attaqués que les autres.
Ces maladies surprenoient également
ment le jeune & le vieux de l'un &
de l'autre sexe ; mais je n'ai pas vu

de ces malades au-deſſous de l'âge
de quinze ans.

Cette épidémie étoit encore peu
répandue, lorſqu'on m'appella au
commencement de Novembre,
pour voir les malades d'une Pa-
roiſſe à trois lieues de Nerac. Je
trouvai déja tout le monde prévenu contre la ſaignée, parce qu'on
avoit ſaigné, & qu'il n'étoit guéri
perſonne; cependant tous ces malades avoient fiévre, des ſymptômes d'inflammation, des envies
de vomir, &c. Je ne m'en laiſſai
pas impoſer par le préjugé du Public; je fis ſaigner du bras & du
pied, je réïérai ces ſaignées, je
donnai des émétiques & des purgatifs avec des vermifuges, je faiſois faire uſage de tiſanes cam-
phrées; & tous les malades que
je vis du commencement de leur
maladie, guérirent par le moyen
de ces remédes.

Cependant quelque tems après,
ces ſecours n'eurent pas le même

fuccès dans des Paroiſſes circon-
voiſines de celles - là , où les maladies s'étoient répandues : ces malades avoient en apparence moins
de ſignes d'inflammation ; mais ils
mouroient tous généralement , riches & pauvres. Je fus appellé dans
ces Paroiſſes : je propoſai d'ouvrir
des cadavres ; le peuple s'y oppoſa
avec force : j'eus recours à l'autorité ; on en ouvrit deux le même
jour, voici ce que j'y trouvai.

ARTICLE IV.

*Obſervations faites à l'ouverture de
deux cadavres.*

PREMIERE OBSERVATION.

LEs deux lobes des poumons du
premiere cadavre étoient ſphacélés ; toutes les cellules des lobules étoient remplies d'une lymphe épaiſſe & gluanre : En ouvrant
le lobe droit , on trouva au milieu
un amas de lymphe purulente ; &

:oute la surface externe de ce vifcere étoit prefque couverte de
traînées d'une lymphe épaiffe &
gluante, femblable à des crachats :
on ne trouva qu'un ver dans le ventricule ; mais le duodenum & les
boyaux grêles qui étoient extrêmement dilatés, étoient farcis de ces
infectes ; les autres vifceres étoient
dans l'état naturel.

Ce malade n'avoit ni touffé ni
craché pendant toute fa maladie,
cependant il avoit été cruellement
oppreffé, il étoit mort le cinquiéme
jour fans avoir eu de douleur de
côté ni de fiévre apparente. Il avoit
vomi du commencement ; il étoit
furvenu après le vomiffement, un
flux de ventre qui difparut le quatriéme jour, au même inftant qu'il
furvint une fueur qui fut la derniere
époque de fa maladie. Ce malade
étoit pauvre ; il avoit déja fouffert
de la difette générale.

SECONDE OBSERVATION.

On trouva dans le second cadavre toute la subſtance des deux lobes des poumons ſphacélée, & un
abſcès dans chaque lobe, dont chacun rendit environ un petit verre
d'un pus digéré & aſſez liquide.
Les poumons étoient adhérens à
la plevre des deux côtés, depuis
les clavicules juſqu'au diaphragme.
(Cependant ce malade n'avoit jamais reſſenti juſqu'à ſa maladie, de
douleur de poitrine). Les autres
viſceres étoient dans l'état naturel,
excepté le foie qui étoit adhérent
au péritoine, à la ſurface convexe
moyenne du grand lobe, dans l'é-
tendue de quatre pouces en longueur, ſur trois pouces en largeur.
On ne trouva qu'un ſeul ver dans
les inteſtins.

Cette maladie ſurvint par un petit friſſon; il s'enſuivit une fiévre,
& une douleur de poitrine très-
inſupportable; l'oppreſſion ſuivit

e train général ; le malade touſſoit
le tems en tems , mais la toux n'é-
toit pas violente ; il crachoit une
lymphe gluante ; le pouls étoit fréquent & embarraſſé, le ſang étoit
couenneux; la douleur de côté diſpa-
rut à la fin du troiſiéme jour, & l'oppreſſion devint cruelle ; le malade
fut à l'agonie à la fin du quatriéme
jour, & il mourut au commencement du cinquiéme. Ce malade
avoit toujours été fort aiſé ; il n'a-
voit jamais manqué de tout ce qui
lui étoit néceſſaire, ni dans ſa maladie ni auparavant.

ARTICLE V.

Réflexions générales ſur ces maladies.

D'Autres Médecins de ce païs
qui ont fait ouvrir des cadavres morts de ces maladies , m'ont
dit qu'ils avoient également trouvé les poumons ſphacélés , & que
leurs malades avoient à - peu - près

les mêmes symptômes que j'avois observés dans les miens.

Une maladie de cette nature régnoit en même tems dans une partie du Languedoc, elle prenoit par des fiévres & des maux de tête violens; les visceres de la tête étoient ceux qui étoient les plus affectés; il y mourut quantité de peuple.

La ville de Toulouse a commencé d'être affligée d'une épidémie vers la fin du mois de Mai dernier; elle n'a pas encore fini (c'est le premier de Juillet 1752); il y est mort beaucoup de peuple. Les principaux symptômes de cette maladie (autant que j'ai pu le sçavoir), sont une fiévre continue, suivie de délire dès le troisiéme jour avec des éruptions cutanées, & des tumeurs ou des parotides aux autres.

Le tems où les maladies de Toulouse ont commencé, étoit assez éloigné du printems & de l'été de 1571, pour pouvoir penser qu'elles

l'ont été caufées directement par
es excès du tems dans ces deux fai-
ons. La difette générale dans plu-
ieurs Provinces circonvoifines, caufée par la perte totale de la récolte
précédente, & la mauvaife qualité
des bleds étrangers dont on a véçu
dans ce pays, pourroit avoir donné
lieu à ces maladies. C'eft aux célébres Facultés de Médecine de Touloufe & de Montpellier, qu'il convient de juger & d'inftruire le Public de la véritable caufe des cala-
mités, qui ont rempli de dueil une
partie du Languedoc; puifque c'eft
à la fcience profonde des Médecins
qui les compofent, & à leur zèle
pour le Public, qu'on doit attribuer la fin de la mortalité qui a régné en différens temps dans cette
Province.

Les maladies des environs de
Nerac me parurent d'abord être
l'effet des excès du tems dans les
faifons qui avoient précédé; il n'é-
toit même pas douteux, parce qu'il

mouroit dès le commencement des gens aifés tout comme des pauvres ; il eft vrai je crois , qu'il y auroit eu moins de mortalité s'il y eût eu moins de difette ; car les pauvres rendoient beaucoup de vers & les riches n'en rendoient pas ; on ne trouvoit pas de ces infeétes dans les cadavres de ceux ci , & on en trouvoit beaucoup dans les cadavres des autres. Il paroît donc que la difette étoit aux pauvres une feconde caufe de corruption , car je penfe que la corruption étoit la caufe principale de toutes ces maladies.

Les folides des animaux avoient été imbibés & relâchés par les pluies du printems ; on fçait qu'une trop grande humidité produit la volatilité & la putréfaction dans les corps.

Les grandes chaleurs de l'été relâcherent encore les fibres de ces corps, & la féchereffe faifoit en même - tems des effets contraires à

ceux

ceux que l'humidité avoit produit
auparavant. L'air chaud par excès
tend toujours à corrompre les folides ; d'ailleurs on sue beaucoup
dans les tems chauds, & les grandes sueurs rendent le sang épais,
en le privant de sa lymphe ; de là
l'engourdissement de ce liquide,
& le retardement de sa circulation
dans les visceres. Le corps humain
avoit été assujetti à tous ces accidens pendant le printems & l'été
de 1751. Cependant il n'en avoit
pas encore été sensiblement affecté,
puisque les maladies ne se manifes-
terent que dans l'automne suivante.

Les grandes pluies du printems
avoient déja délayé les sels de la
terre ; elles les avoient déja alkali-
sés. Les chaleurs excessives qu'il fit
ensuite, les volatiliserent, & les en-
leverent dans l'atmosphere. Il ne fit
pas de pluies générales, ni de vents
considérables, pendant l'été ni mê-
me au commencement de l'automne ; rien ne précipita ces exhalai-

ſons pendant ces ſaiſons ; mais dès
que le vents commencerent à ſouf-
fler , & qu'il tomba des pluies , ces
exhalaiſons qui avoient été perverties par les chaleurs , furent précipitées dans la baſſe région de l'atmoſphere , où étant dans un commerce intime & continuel , par le
moyen de l'air avec les liquides &
les ſolides de nos corps , elles
acheverent ce que les pluies & les
chaleurs précédentes n'avoient fait
que diſpoſer (*Mutationes temporum
pariunt morbos* : c'eſt Hipp.) & elles
produiſirent les affections gangré-
neuſes des poumons, que je viens de
décrire ; c'eſt ainſi , je crois , qu'on
doit appeller ces maladies populaires , puiſqu'elles commençoient
& finiſſoient toujours par des ſymptômes de gangrene.

ARTICLE VI.

Cure de ces maladies.

QUand le pouls étoit déprimé & qu'il n'y avoit pas de symptômes de fiévre, je faisois d'abord vomir les malades, surtout quand je m'appercevois qu'il y avoit des nausées ou des envies de vomir. Je faisois précéder les vomitifs par la saignée à ceux qui avoient le pouls élévé avec des symptômes de fiévre ; on réitéroit la saignée jusqu'à deux fois, surtout si le pouls se soutenoit plein & embarrassé : si les envies de vomir persistoient, ou qu'il y eût des signes qui fissent soupçonner un flux de ventre, je donnois un second vomitif, & ensuite on prenoit tous les matins ou de deux jours l'un, quelque verre de tisane royale, avec le séné, les tamarins & les vermifuges.

Ces remédes généraux étant ainsi

établis , je m'attachois à prévenir la gangrene ; je me fervois pour
cela , dès le fecond jour de la maladie , d'une tifane compofée avec
la racine de fcorfonnaire , le fcor-
dium & les feuilles de bourrache ;
on étendoit fur une bouteille &
demie de cette tifane, douze grains
de camphre diffous dans fi peu d'efprit de vin qu'il étoit poffible ; on
continuoit cette tifane pendant trois
ou quatre jours , on en buvoit un
verre toutes les quatre heures.

Dès le commencement du troifiéme jour de la maladie , je faifois
prendre toutes les quatre heures
deux fcrupules, & jufqu'à une drag-
nie de quinquina ; on buvoit par-
deffus la tifane camphrée. Si les
malades ne s'accommodoient pas
de cette boiffon , on mettoit le
quinquina en opiate , & on ajoutoit à chaque prife environ deux
grains de camphre.

Quand le malade fuoit beaucoup
dès le commencement de la mala-

die, ce qui provenoit de ce que le
fang, étant engourdi, laiſſoit échapper ſa férofité : je faifois quelque
petite faignée ; ce ſecours rappel-
loit l'élaſticité des vaiſſeaux ; les
ſueurs diminuoient, & on empê-
choit par-là les humeurs de crou-
pir dans les capillaires. J'avois recours en même tems à la tifane
royale, à la tifane camphrée, & au
quinquina. La tifane royale faifoit
une diverfion à la ſueur ; celle - ci
en devenoit moins abondante &
moins à craindre.

Quand le point ſe faifoit reſſen-
tir vivement, quoique la fiévre &
l'oppreſſion ne fuſſent pas confidérables, je faifois quelques faignées
du commencement, & je me fervois d'abord de la tifane camphrée,
& de la tifane royale. Le quinquina étoit inutile, malgré ces ſymptômes, ſi les poumons n'étoient
pas intéreſſés. Je ne donnois ce
reméde dans ces maladies qu'à
cauſe de la gangrene dont les pou-

mons étoient menacés. Lorſque la douleur n'étoit que dans les muſ-cles intercoſtaux, le reſſort de ces parties les garantiſſoit de corrup-tion ; mais ſi elle faiſoit des pro-grès vers l'intérieur de la poitrine, je me ſervois d'abord de ce re-méde.

Ce n'eſt pas d'aujourd'hui qu'on a découvert que le quinquina eſt un excellent reméde contre la gan-grene. Les Mémoires de la Société Royale d'Edimbourg nous appre-nent qu'il en arrête le progrès ; & les bons effets qu'il a fait dans la maladie populaire que je viens de décrire, doivent nous le faire re-garder comme un excellent préſer-vatif contre la corruption des par-ties molles du corps humain. Car je ne ſache pas qu'il ſoit mort que deux malades de tous ceux qui ont uſé de ce reméde ſous mes yeux.

Je faiſois boire copieuſement mes malades ; leur boiſſon ordinaire étoit une tifane compofée de chiendent, de racine de fraifier, de garance, de fcorfonaire, & de quelques feuilles de bourrache. Cette tifane convenoit dans tous les tems, & dans tous les différens fymptômes de la maladie, furtout quand on fuoit beaucoup du commencement : elle incifoit & divifoit les liqueurs tardives ; elle les rendoit plus coulantes ; les liquides en étoient moins engourdis, & les fueurs devenoient moins abondantes. C'eft ainfi que, dans des cas pareils, les fudorifiques font des remédes excellens pour arrêter les fueurs.

J'ai remarqué dans un autre Ouvrage, qu'il avoit régné du côté de Béthune pendant l'année 1749, des maladies, où les extrémités fe gangrénerent, Mr. Cauvet, Médecin de Béthune, vient de m'en envoyer la relation fuivante.

ARTICLE VII.

Rélation des affections gangréneuses des extrémités ; maladies qui régnoient parmi le peuple, aux environs de Béthune, pendant l'année 1749, communiquée par M. Couvet, Médecin de Béthune.

CEs maladies commencerent vers le quinze d'Août, après de promptes, de fréquentes & de considérables variations de l'air : cet élément avoit souvent passé successivement d'une chaleur excessive à un grand froid, *& vice versâ*.

Le village d'Alloinnes fut le premier attaqué de cette épidémie, & celui où elle a fait le plus de ravage : quinze personnes de tout sexe, & de tout âge en furent atteintes en même tems, ou dans l'espace de deux jours. L'épidemie s'étendit insensiblement dans les villages voisins , & le nombre des malades devint considérable.

Ces maladies s'annoncerent d'abord par des douleurs vives , qui attaquoient, dans les uns , les muscles jumeaux ; dans d'autres, les extenseurs & les fléchisseurs du poignet & des doigts seulement ; & dans d'autres enfin , toutes les extrémités à la fois.

Quelques - fois ces maladies étoient précédées de quelques douleur ambulantes , qui se fixoient à quelqu'une des extrémités ou à toutes ensemble. C'étoit-là le premier tems de ces maladies , qui duroit de dix jours jusqu'à vingt , mais non pas au delà.

A ces symptômes succédoit un froid & un engourdissement des parties affectées ; le mouvement de ces parties diminuoit d'abord, & leur sentiment s'effaçoit presqu'entiérement ; la peau commençoit à pâlir & à se froncer, la maigreur s'emparoit de ces membres ;

ils étoient froids & languissans ; mais ils ne pouvoient pas supporter la chaleur, pas même celle du lit ; il sembloit qu'elle faisoit renaître les premieres douleurs : c'étoit-là le second tems de la maladie, qui duroit ordinairement dix jours, quelquefois plus, & d'autres moins : la durée du premier état déterminoit celle du second.

Le troisieme tems de ces maladies étoit marqué par une rougeur qui paroissoit aux extrémités affectées. A juger de cette rougeur par sa chaleur brulante & par son étendue, on l'auroit prise pour une érésipele : elle étoit couverte d'un grand nombre de pustules & de petites phlyctennes, qui fournissoient une sérosité jaune & corrosive, source de la gangrene, qui se manifestoit bien-tôt au dessous pes phlyctennes : elle faisoit des progrès jusqu'aux extrémités des dernieres phalanges, qui se carioient, de même que tous les os des extrémités, où s'est toujours terminé le sphacele, lorsque les malades ont eu le bonheur d'échapper à la mort, soit par le moyen du feu, soit par le secours de la Nature, à laquelle seule la plûpart des malades se sont confiés dans ce triste état, par la crainte qu'ils avoient qu'on ne fît l'amputation de leurs membres.

Le déclin de la maladie étoit annoncé par une suppuration qui s'établissoit après les amputations ou après les scarifications ; celles-ci suffisoient à ceux ausquels la gangrene n'avoit pas fait beaucoup de progrès.

Malgré tous les symptômes ci-dessus, les malades faisoient bien leurs fonctions naturelles ; ils avoient grand appétit & les alimens solides ne les incommodoient pas.

Dans le premier tems de la maladie, on étoit sans fiévre ; le pouls paroissoit naturel : il n'en étoit pas de même dans le second tems, le pouls étoit généralement petit, fréquent, & concentré ; & il s'échappoit presqu'entiérement dans le troisiéme tems, où la circulation du sang se trouvoit dans un état de langueur, & occasionnoit des syncopes, qui étoient presque toujours des annonces d'une mort certaine.

Lorsque la fiévre avoit lieu dans ces maladies, la chaleur paroissoit naturelle ; on n'avoit point de lassitude ni d'autres symptômes fébriles, à l'exception d'une légere douleur de tête, qui se terminoit ordinairement par une hémorragie par le nez.

Nous n'avons jamais douté (c'est toujours M. Cauvet qui parle) que cette maladie n'ait eu dans son principe un caractere d'inflammation, & qu'elle n'ait principalement attaqué les membranes des nerfs, des muscles, & même le périoste ; ce qui nous a été confirmé par la dissection des cadavres.

Nous crûmes devoir tourner toutes nos vûes vers la caufe de cette maladie, & l'attaquer par la méthode générale, & affez ordinaire dans toutes les inflammations, foit pour en arrêter le progrès, foit pour en tenter la réfolution.

Nous avons rempli ces indications par les faignées réitérées, par des fomentations antiphlogiftiques, & par des médicamens délayans & émolliens.

Dans le cas où il s'agiffoit de relever le pouls & de rappeller la Nature prefqu'opprimée, nous nous fervions avec fuccès de poudres alkalines, avec les fels volatils, de corne de cerf & d'ammoniac, où je faifois joindre le camphre en petite dofe, avec le fyrop d'œillets : on réduifoit ces remédes en forme de potion, & on les faifoit prendre par cuillerées. Nous faifions auffi des fomentations avec l'eau-de-vie camphrée, qu'on regarde

depuis long-tems comme un excellent antiſeptique.

Ce ne ſont pas là les ſeuls remédes dont nous nous ſommes ſervis ;
comme ces maladies varioient dans
leurs différens tems, & qu'il y avoit
toujours quelque différence dans
leurs ſymptômes, il falloit varier
la cure, ſelon les différentes indications qui ſe préſentoient.

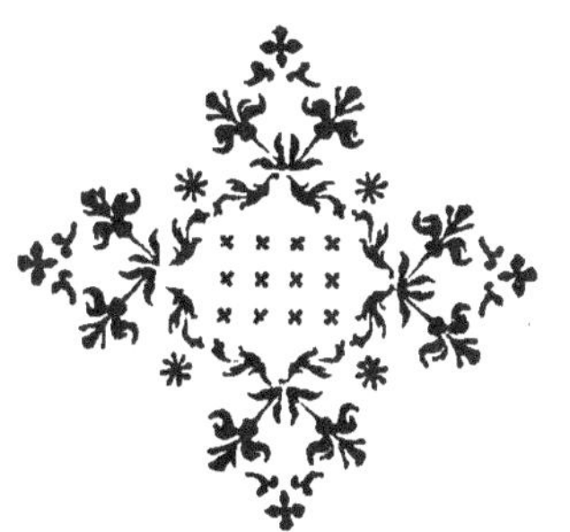

OBSERVATIONS
DE MEDECINE.

TROISIEME PARTIE.

Dissertation sur les ingrédiens de l'Air considéré dans l'état naturel, & dans un état contre Nature, ou comme cause de maladies.

I.

Ingrédiens de l'Air en général.

J'Entens par ingrédiens de l'air, toutes les matieres qui sont dispersées dans l'atmosphere. Ces matieres forment un composé de feu, de lumiere, d'eau, de terre, de tout ce qui émane des eaux, du globe terrestre, & des substances minérales,

animales & végétales; car on trouve
dans l'air tous les principes de la
végétation, de l'accrétion, & de
la nutrition des animaux, des végétaux & des minéraux, de tous
les êtres enfin, de ceux-là même
qui ne ſont pas encore parvenus
à la connoiſſance des hommes. *Aer*,
dit Boërhaave, *eſt chaos univer-
ſale, in quo omnis fermè generis cor-
puſcula ſimul confuſa conſtituunt ag-
gregatum diverſiſſimis conſtans rebus.*

La réalité des ingrédiens de l'air
eſt prouvée par une expérience,
par laquelle on rend viſibles, & on
fait précipiter au fonds d'un ballon,
après avoir raréfié l'air, les matieres qui flottent dans l'atmoſphere,
& qui s'y refuſent à la vûe. Ces
matieres ſuffiſent ſeules pour la
nutrition de certains animaux, &
de certains végétaux.

Si l'on met des vipéraux qui viennent de naître, dans un flacon de
verre où l'air puiſſe avoir une communication libre, ils y vivent & y

croiſſent aſſez promptement : en moins d'un an ils deviennent longs de plus d'un pied, & gros & peſans à proportion.

La petite joubarbe & l'orpin ſont des plantes, qui, étant arrachées ou coupées encore tendres, croiſſent & fleuriſſent, ſuſpendues à un plancher, ſans qu'elles aient d'autre communication qu'avec l'air.

On voit tous les jours que le vitriol, le ſalpêtre, & bien d'autres matieres s'augmentent par le ſeul mélange de l'air & de ſes ingrédiens : une livre de ſel de tartre a rendu à un ſçavant Anglois dix livres de bonne huile de tartre par défaillance : il en rend ordinairement le double, le triple, & le quadruple de ſon poids.

C'eſt ainſi que les ingrédiens de l'air participent, dans des proportions différentes, à toutes les productions de la Nature.

II.

Le feu & la lumiere ingrédiens de l'air.

L'air eſt plein d'émanations ignées dont la principale eſt la lumiere.

La lumiere remplit tout l'eſpace qui n'eſt pas occupé par les autres ingrédiens.

Elle afflue continuellement avec une prodigieuſe abondance de tous les corps lumineux ; elle exerce une preſſion générale, par ſes chocs directs ou réfléchis, perpendicu- laires ou obliques, & à chaque inſ- tant répétés ſur tous les corps, & ſur les plus petites parties des corps , qu'elle pénétre juſqu'au centre.

Pour balancer ſon action, le feu dont elle émane , agit dans l'inté- rieur de tous les corps , tendant toujours à dilater leur volume en tout ſens.

De-là reſulte dans l'atmoſphere

un mouvement continuel d'expan-
fion & de compreffion, fuivant que
le feu intérieur eft plus ou moins
excité.

Il y a deux efpéces de lumiere
qui contribuent à ce mouvement
alternatif.

La lumiere du foleil, qui, jointe
aux émanations ignées & aux matieres qui produifent par leur mélange la fermentation, l'effervef-
cence, la chaleur, l'embrafement,
&c. abonde plus ou moins dans
l'atmofphere, felon que le foleil
eft plus près ou plus loin de la terre,
plus ou moins perpendiculaire,
plus ou moins découvert, &c.

La lumiere des étoiles, qui eft
plus ou moins interceptée, felon les
différentes interpofitions du foleil
& des grands corps planétaires,
felon qu'il y a plus ou moins de vapeurs dans l'air, &c.

Ce mouvement alternatif eft très-
fenfible pour nous : quand l'action
reciproque du feu qui tend à dilater

nos corps, & de la lumiere ftel-
laire qui tend à les comprimer, eſt
balancée, le volume de nos corps
reſtant le même, nous n'avons aucune ſenſation de froid ni de chaud.

Le froid eſt ce que nous éprouvons, quand l'action du feu intérieur
moins excitée en nous, donne lieu
à la conſtriction du volume de nos
corps, parce qu'alors l'action de la
lumiere ſtellaire eſt moins balancée. Cela peut arriver quand les
étoiles brillent beaucoup, ſurtout
après la précipitation des vapeurs;
quand leur lumiere eſt moins interceptée par les autres corps,
comme le ſoleil & les planetes,
qui deviennent plus obliques, &c.
ou enfin, par toutes les cauſes qui
peuvent diminuer l'action du feu
intérieur.

Au contraire, lorſque l'action de
ce feu intérieur eſt plus excitée
par quelque cauſe que ce ſoit, dont
une des principales eſt ſans doute
l'abondance de la lumiere ſolaire,

e volume de nos corps fe dilate ;
& nous éprouvons ce fentiment
que nous appellons chaud, & que
nous éprouvons être directement
oppofé, comme il l'eft en effet,
à la fenfation du froid.

Telle eft la doctrine de la nouvelle théorie du mouvement, qui feule rend raifon des changemens occafionnés dans l'air & dans les maladies, par les différentes interpofitions du foleil, de la lune & des grandes planetes ; changemens obfervés par les plus grands Médecins anciens & modernes ; par Hippocrate & Galien parmi les premiers, & de nos jours, par le fameux Frederick Hoffmann, & le Docteur Mead.

Si la lumiere du foleil, & les émanations ignées qui viennent du centre de la terre, & des corps qui font à fa furface, font trop abondantes dans l'air ; fi la chaleur eft trop excitée, par leur moyen, dans les végétaux & dans les animaux,

les uns féchent, les autres fuffo-
quent.

Mr Halley après avoir tiré l'air
d'un récipient de la machine pneumatique , luta à un robinet un
canon de fufil, dont-il mit l'autre
extrémité à un feu de charbons ardens ; il remplit par ce moyen le
récipient d'un air qui avoit paffé à
travers le feu ; il tua avec cet air
une fouris & d'autres animaux
qu'il avoit mis dans le récipient ,
auffi promptement qu'ils meurent
ordinairement dans des vapeurs
ou exhalaifons des mines.

Cette obfervation confirme qu'un
air trop fec, & trop imbu de feu
& de lumiere, eft funefte aux animaux.

Un air fec qui eft trop imbu de
ces matieres, n'eft plus propre pour
la refpiration , ni pour pénétrer
dans les pores des animaux, parce
qu'il lui faut pour cela une certaine
humidité ; s'il a déchu de cette qualité néceffaire, il ne peut que s'op-

ᵒofer à tous les mouvemens natu-
els, au lieu de les favorifer.

D'ailleurs tous les ingrédiens de
'atmofphere participent à cet état
de l'air : c'eft une caufe de maladies, autant & plus à craindre, que
celles qu'un air chaud & humide
eft en état d'occafionner. Nous en
parlerons plus bas.

Tout tombe au contraire dans
l'engourdiffement, faute d'une action & d'une réaction fuffifante du
feu & de la lumiere : c'eft ce qui
fait périr pendant l'hyver la plus
grande partie des plantes ; il en feroit de même des arbres & des animaux, fi la compreffion générale
alloit confidérablement au delà de
la réaction qu'ils doivent oppofer à
ces forces.

III.

L'eau ingrédient de l'air.

L'eau eft un ingrédient confidérable de l'air. Elle fert de principe

à plufieurs corps : elle a la propriété d'en diffoudre une grande partie.

L'eau circule continuellement ; elle eft très-volatile ; elle s'exhale de la terre, de la mer, des lacs, & des rivieres, pour fe répandre dans toute l'étendue de l'air.

Elle fe précipite fur la furface de la terre ; elle en pénetre toute l'étendue : celle qui n'eft pas de nouveau réduite en vapeurs, ou qui n'eft pas retenue pour la compofition des mixtes, revient dans la mer : c'eft ainfi que par une circulation continuelle, l'eau tient fa place dans toutes les opérations de la Nature.

Elle eft répandue dans l'air en fi grande quantité, que, felon des Auteurs célèbres, il s'en diffipe autant en vapeurs, que la mer en reçoit de tous les fleuves.

Un volume d'air pris au hazard dans l'atmofphere, a toujours affez d'eau, pour rendre une once de fel de tartre fenfiblement humide.

Selon

Selon une autre expérience, une
surface d'eau exposée à l'air, s'éva-
poré d'un pouce en treize jours.

Il faut que ces évaporations
soient bien confidérables, puifque
la pluie & les brouillards font le
produit de la furabondance de-cel-
les qui ont précédé.

Ces évaporations font différentes en quantité, felon les différens
climats, comme il confte par les
Obfervations Météorologiques.

Les pluies modernes font néceffaires à l'air, à la terre, aux végétaux, & aux animaux.

Elles refourniffent à l'air des vapeurs falutaires;elles font une caufe
effentielle des précipitations des
matieres furabondantes, qui fe font
amaffées dans le fluide pendant la
féchereffe.

On s'apperçoit fenfiblement de
cet effet, non feulement parce
qu'on refpire plus à fon aife, mais
encore parceque l'air devient plus
tranfparent.

P

Les pluies humectent la terre, elles rendent la circulation de ses ingrédiens plus aisée, elles entretiennent sa fécondité & la perpétuité des courans d'eau douce, dont l'utilité est infinie.

Les pluies trop abondantes chargent l'air de parties aqueuses ; elles humectent trop la terre, elles en noient les ingrédiens ; elles en dissolvent extrêmement les sels, tout comme ceux de l'air ; les premieres chaleurs qui surviennent, les volatilisent, & changent leur nature : ces sels qui auroient dû fournir des ingrédiens salubres, n'en fournissent que de pernicieux, & souvent mortels aux végétaux & aux animaux : Car les fibres des uns & des autres étant trop humectées par tant d'aquosités, tombent dans un relâchement funeste.

L'air en est aussi extrêmement relâché ; c'est ce qu'éprouverent Cham & ceux de ses enfans, qui vinrent s'établir dans la basse Egypte,

avant de s'être précautionnés contre les débordemens du Nil. Ils fe
pratiquoient des retraites fur des
hauteurs, où environnés par l'eau
du fleuve, il en périffoit prefque
autant, felon un Auteur moderne,
par l'humidité, que par la faim.

Les fibres des fubftances animales étant trop relâchées, les proportions fléchiffent entre les liquides & les folides : d'ailleurs un air
qui a perdu de fon élafticité, n'oppofe pas affez de réfiftance au de-
hors ni au dedans des corps. Le
mouvement de fa progreffion doit
en être retardé (je l'ai prouvé dans
un autre Ouvrage) : ce retardement
s'oppofe aux dépurations de la maffe du fang, & occafionne différentes incommodités.

Le relâchement de l'air fera bien
plus dangereux, fi, étant déja humide depuis longtems, il devient
fort chaud.

L'humidité étant pénétrée par
une quantité extraordinaire de feu,

en fera fuffifamment divifée, pour pénétrer même dans les plus petites parties de l'air, ou du moins pour les inonder; car les parties de l'eau font de beaucoup plus petites que celles de ce fluide; elles font même infiniment plus divifibles.

L'air porté par ces deux agens, l'eau & le feu, à un point extraordinaité de dilatation, fera encore moins propre à feconder les fonctions animales: d'ailleurs cette humidité échauffée fera en état de reduire tous les fels de l'atmofphere à une diffolution générale; les uns en deviendront coagulans, les autres corrofifs, &c.

Les corps des animaux participeront auffi aux effets de cette funefte propriété de l'atmofphere; ce feront autant de principes de corruption, capables de caufer une infinité de maladies; & l'on fera heureux, fi ce n'eft pas là une caufede pefte auffi générale, que ce vice de l'atmofphere fera étendu,

Si cette chaleur de l'air humide provient des exhalaisons de la ter-re, les maladies qui en seront les effets seront d'autant plus dange-reuses, que ces exhalaisons seront perverties. *Ex aëre diù humido, pe-nitus calescente, gignitur pestis.*

Les eaux de pluie participent ordinairement aux qualités des va-peurs qui les ont produites, sur-tout quand ces vapeurs n'ont pas été exactement mêlées avec d'au-tres, par les vents ou par toute au-tre cause. On assure qu'il tombe dans le païs des Mores une espéce de pluie, dont les gouttes sont extrêmement grandes, qui fait fris-sonner les animaux. Les gouttes de cette pluie qui touchent la peau, la corrodent, & si elles sont reçues sur les habits, il s'y engen-dre souvent des vers; cela ne peut provenir que de la qualité des va-peurs de ces terres.

Les eaux croupissantes des é-tangs & des marais retiennent les

fels, les foufres, les huiles groffieres, & autres matieres qui fe font
évaporées du terrein fur lequel
elles croupiffent.

Ces eaux font couvertes d'une
croute faline, huileufe & flottante :
ces matieres ne pouvant pas être
atténuées par la lumiere, furtout
pendant les faifons froides , s'a-
moncelent : les plus groffieres font
fixées ou dans la vafe, ou dans l'eau,
qui eft prefque toujours bourbeufe.

La chaleur de ces eaux & la
croute flottante fur leur furface,
occafionnent auffi une détermina-
tion puiffante des ingrédiens de
l'atmofphere qui les environne.

Dès que les chaleurs de l'été
font un peu fortes , les eaux de ces
marais fe diffipent : fouvent même
ils fe defféchent totalement : toutes
les matieres que ces eaux croupif-
fantes ont retenues ou perverties
pendant longtems , fe répandent
avec confufion dans l'atmofphere ;
& elles font prefque toujours affez

perverties, pour porter aux plantes & aux animaux des environs,
des atteintes meurtrieres; car ordinairement les païs qui font près
des marais, font très-fujets à des
épidémies.

Il y a près de Barbotan, endroit
fameux par fes bains, fes boues &
fes eaux minérales, un marais qui a
trois lieues ou environ de longueur,
fur un gros quart de lieue de largeur; ce marais, dont le fol eft
noir & fabloneux, fe defféche tous
les ans avec les grandes chaleurs;
& quoique les habitans des environs foient accoutumés à refpirer
ce mauvais air, ils font défolés,
quand le marais fe defféche, par
des fievres & des maladies inflammatoires très-dangereufes. Il y
a des Auteurs qui font mention
d'un lac, qu'on dit être fitué au
milieu de l'Iflande, qui exhale une
vapeur qui tue les oifeaux qui vo-
lent par deffus.

Les habitans du Medoc, & d'autres païs marécageux, ont lieu de s'appercevoir de ce que vaut le voisinage des marais ; car ils paient ordinairement le tribut annuel de quelque maladie.

Les herbes même qui croissent dans les marais desséchés, ne valent rien pour les animaux ; elles portent toujours une odeur fangeuse & terrestre, qui annonce des sucs malfaisans : les chevaux qui s'y font nourris, font ordinairement tristes ; ils perdent la vûe de bonne heure, ou ils contractent des maladies qui les mettent bientôt hors de service.

Hippocrate a observé que les fruits ne meurissent pas chez les Phasiens, parce qu'il s'éleve de l'eau croupissante du fleuve, qui arrose leur païs, de mauvaises vapeurs, qui se répandent sur toutes leurs terres : cela fait aussi que ces peuples font pâles & bouffis.

On voit tous les jours qu'après de grands débordemens de rivieres, il survient des maladies dans les plaines qui ont été couvertes d'eau, & où les eaux ont croupi ; ces maladies attaquent tantôt les hommes, tantôt les troupeaux, & souvent les hommes & les troupeaux tout à la fois.

Elles commencent ordinairement dès qu'il fait des chaleurs un peu fortes &, qu'on ouvre les terres ; elles durent jusqu'à ce que les pluies ou les vents aient précipité ou détruit ces exhalaisons.

Il est même à remarquer que ces maladies ne s'étendent presque jamais jusques sur les côteaux voisins ; c'est une marque de la fixité ou de la grossiereté des matieres qui les causent : elles sont semblables à celles qui s'exhalent des marais desséchés.

Les vapeurs & les exhalaisons de la mer, forment sur toute l'étendue de ses eaux, une atmosphere, dont les effets & les ingrédiens sont bien différens de ceux de l'atmosphere terrestre : celle-ci en est

même altérée dans les plages ma-
ritimes. La différence de l'atmofphere des eaux falées fe fait d'abord
reffentir à ceux qui entrent en pleine mer, & fouvent même à ceux
qui ne font que s'éloigner un peu
du rivage : leurs membranes &
leurs fibres nerveufes font faifies
prefque tout-à-coup ; il fe fait des
mouvemens irréguliers dans tout
le corps ; il en furvient des vomiffemens violens, & enfuite un abattement général, qui ne ceffent que
lorfquè la Nature s'eft fait une habitude de cette nouvelle patrie.

On doit encore conclure de-là,
que les différentes maladies qui attaquent les Marins, proviennent
autant de l'air qu'ils refpirent, que
des mauvais alimens dont ils fe
nourriffent.

Les vapeurs de la mer opérent
donc des effets tout contraires à
ceux des vapeurs trop abondantes
des eaux douces ; puifque celles-ci
relâchent les fibres, & que les au-

tres les roidiſſent, c'eſt un effet de l'abondance, & de la nature des ſels dont elles ſont remplies.

I V.

La terre ingrédient de l'Air.

La terre eſt encore un des principaux ingrédiens de l'air ; d'ailleurs ſon globe eſt, de même que l'air, un chaos qui contient toutes ſortes de ſubſtances. Ces différentes ſubſtances de la terre ſont les mêmes & de même nature que celles de l'air, & celles de l'air ſont les mêmes que celles de la terre, & de la même nature ; il s'en fait une circulation conſtante de la terre à l'air, & de l'air à la terre.

C'eſt par cette circulation & ce commerce perpétuel, que ces ingrédiens ſe purifient & acquiérent des qualités convenables à leur deſtination.

La terre fournit de ſa propre ſubſtance à la compoſition de quantité de corps, & même des métaux,

quoique, felon quelques Chymiftes,
on ne puiffe pas la féparer de ceux-
ci : car c'eft elle qui donne de la
folidité aux autres principes, qui les
unit & les incorpore.

Qu'on brule & qu'on décompofe
des végétaux, des animaux, & prefque toutes fortes de fubftances,
on trouvera de la terre dans toutes
ces décompofitions, ou dans les
cendres qu'on en retirera.

Van-Helmont a obfervé que
deux cens livres de terre mifes
dans une caiffe, où l'on plante un
arbre, fe trouvent encore après
quatre ans exactement du même
poids : cependant l'arbre a pris de
l'accroiffement, il a porté tous les
ans de nouvelles feuilles, il a auffi
porté des fruits : il faut donc, con-
clut un Auteur de nos jours, que
ces feuilles & ces fruits proviennent des ingrédiens de la terre &
de l'air, & non pas de la propre
fubftance de la terre.

Cet Auteur n'a pas fans doute

fait attention, que les ingrédiens de la terre & de l'air étant dans un état naturel, se réparent mutuellement : car les uns prenent la place des autres, selon les affinités qu'ils rencontrent, & les parties qui doivent être reparées.

Les parties terreftres qui font dans l'air comme ingrédiens, s'affocient à la terre de la caiffe, ou preffées par l'atmofphere elles s'y uniffent, tout comme le fuc nourricier des animaux s'adapte à leurs parties, pour les nourrir & en réparer les pertes.

Il n'eft donc pas furprenant que la terre pefée par Van - Helmont, n'eut pas perdu de fon poids, quoique l'arbre eût été nourri en partie de fa propre fubftance.

Il eft conftant qu'il y a dans l'air des parties terreftres ; tout nous l'affure, puifqu'on trouve de la terre partout.

Le fçavant Boerhaave, qui ne parloit que d'après l'expérience, nous le confirme. Les sels, les huiles, les feux ordinaires & les volcans, volatilisent la terre; & ses parties volatiles se mêlent avec l'air, dit cet Auteur.

On trouve dans les entrailles du globe terrestre, des couches & des entassemens d'eau, de sable, de grave, de pierres, de différentes espéces de terreins, des métaux, des minéraux, des sels, des soufres, des huiles, &c.

Ce sont des hétérogénéïtés qui servent parfaitement aux vues de la Nature; tantôt elles excitent par leur résistance les forces centrales de la terre; tantôt elles servent de point d'appui à de nouvelles forces, pour qu'elles puissent mieux se communiquer: ici, elles fournissent la matiere du feu, ou le soufre principe; là, elles en arrêtent le progrès, ou les embrasemens qu'il pourroit causer; & enfin elles dissolvent, affinent, & digérent des matieres que la Nature a en vue de faire fervir au concours général, ou à des productions particulieres; car tout eft continuellement agité par des directions oppofées de divers mouvemens de la matiere.

Il y a encore dans le globe terreftre, de grandes cavités de diftance en diftance; elles n'y font pas inutiles; de même que les ventres des animaux, elles fervent à digérer les différentes matieres qui y aboutiffent, pour qu'elles puiffent fervir aux vues de la Nature.

Quand, dans les cavités du globe terreftre, un feu fouterrein vient à augmenter par quelque caufe que ce foit, comme par le choc de quelque pierre, ou par une trop grande quantité d'eau; alors l'élafticité du feu ou la raréfaction des vapeurs peuvent caufer des fecouffes, qui vont porter à des diftances immenfes, des allarmes d'autant plus frappantes qu'elles font imprévues.

Cependant M. le Chevalier de

Vivens a prédit plusieurs tremblemens de terre, & particulièrement
celui de 1743. M. de Romas fondé
sur les Principes & les Observations de ce sçavant Académicien,
annonça d'avance celui du 23 du
mois de Janvier 1751. Ces excellens Physiciens donneront sans doute leurs Observations sur ce phe-
nomène, d'autant mieux que cette
découverte sera très-utile au Public,
qui pourra se garantir du danger,
quand il sera en état de le prévoir.

Ces feux souterreins, dans les
païs où ils sont fréquens, se font
des issues jusques sur la surface de
la terre ; ce sont des volcans qui vo-
missent des feux & des flammes : il
s'en est ouvert deux depuis peu sur
la montagne de Plainejou dans le
Faucigni, près de Bonneville.

Ces deux ouvertures sont à cent
cinquante pas l'une de l'autre, il
en sort continuellement une quantité prodigeuse de cendres, & une
umée très-épaisse. On assure même

que depuis quelques jours, une des deux jette des flammes. Il y a des volcans dans les montagnes du Rouergue près de Caranſac, au Mont-Ætna, au Mont-Veſuve, &c. Ces volcans ſervent à débarraſſer la terre d'une grande abondance de feux, de ſoufres, & d'autres matieres, qui deviendroient par un trop grand ſéjour en état de détruire ſon globe.

Il y a encore d'autres cavités ouvertes ſur le globe terreſtre ; on en compte trois ou quatre cens dans le monde connu, en y comprenant les volcans : toutes ces cavités rejettent des matieres qui deviendroient nuiſibles aux ingrédiens de la terre, & à ſes productions.

Ces bouches ouvertes tiennent toutes de la nature des volcans ; quoique les matieres que les uns & les autres rejettent, paroiſſent différentes, elles n'en ſont pas moins nuiſibles aux animaux, quand ils y ſont trop expoſés.

Plusieurs Auteurs font mention d'une Grotte fameuse qui est dans l'Italie à deux lieues de Naples. Cette Grotte a six pieds ou environ de largeur, sept de hauteur, quatorze de longueur; un animal y meurt bientôt: en moins d'une minute un chien y perd le sentiment; pour le faire revenir on le jette dans un lac voisin; l'eau le ranime.

Un Physicien de nos jours croit que l'exhalaison sulphureuse, grossiere & maligne, saisit & ferme les lévres de la glotte; mais surtout les conduits capillaires des poumons, embarrasse les orifices, bouche le passage de l'air dans le sang, &c.

Il est prouvé par des expériences que l'acide qu'exhale la vapeur du soufre reçue dans l'abdomen d'un chien, & dans les différentes parties de cet animal, n'agit sur lui qu'en privant l'air d'élasticité; cette cause de mort doit être plus prompte que toute autre; ainsi on a lieu de conjecturer que c'est-là la cause qui fait périr les animaux dans cette Grotte.

Des exhalaifons à peu-près fem-blables ont fait périr ailleurs tout-à-coup des hommes dans des grottes, dans des cavernes & dans des puits : il y en a en Hongrie & en bien d'autres païs.

On a découvert un méphitis dans le puits de Perol près de Montpellier. Que de triftes effets n'ont pas caufé ceux d'Hiérapolis & de la Caverne de Coricie dans la Cilicie, appellée *l'Antre de Typhon*?

Il s'éleve fouvent dans les mines, des fumées fulphureufes & fuffoquantes, qui incommodent extrêmement les travailleurs. Si l'on approche de cette fumée une chandelle allumée, il s'en fait tout-à-coup un embrafement très-dangereux pour ceux qui en font trop près.

Boerhaave affure que ces fumées font compofées de foufre, d'arfenic, d'orpiment, d'antimoine,

&c. Cependant ces vapeurs font fouvent différentes, puifquelles font des effets tout oppofés; car Boerhaave a obfervé ailleurs, d'après Boyle, qu'il s'éleve fouvent, même dans des tems très fereins, aux environs des mines, des fumées qui éteignent la flamme des chandelles: il y en a encore d'autres qui ne l'éteignent que par dégrés. Ces différentes vapeurs tendent toutes également à fuffoquer les animaux.

Les vapeurs qui éteignent la flamme des chandelles, doivent être groffieres, fixes, peu dévéloppées, & mêlées avec des acides & d'autres matieres mal digérées.

Des matieres de cette efpéce ne peuvent pas s'enflammer; mais elles n'en dépouillent pas moins l'air d'élafticité. Une chandelle ne fçauroit brûler fans un air élaftique; car l'air élaftique eft la principale nourriture du feu.

Les vapeurs qui s'enflamment,

font au contraire compofées d'un feu principe très-dévéloppé, & de matieres combuftibles très - divi- fées ; l'air en eft extrêmement di- laté ; les animaux ne fçauroient y vivre : d'ailleurs un air empreint de foufres falins & fouvent arfénicaux, reçu dans les poumons ou dans le fang par l'abforbtion, devient caufe de maladies épidémiques, de cours de ventre diffentériques, de la pefte même. Tous ces accidens provien- nent immédiatement de l'irritation des parties folides, de leur mou- vement tonique, & de l'arrêt des liqueurs.

Il y a donc des méphitis perma- nens, & d'autres accidentels ; ceux- ci fe font des iffues par les fentes de la terre, & furtout avant ou après qu'elle a fouffert des fecouffes.

On a fouvent vu furvenir des maladies, & même des peftes, oc- cafionnées par les exhalaifons qui fortoient des terres dans le tems des grands tremblemens. Ces ex-

halaisons précédent quelquefois, &
peuvent annoncer par-là les tremblemens : elles pourroient bien être
de nature à causer des maladies,
quand bien même elles ne seroient
pas suivies ni précédées par des secousses. Il faut moins d'action & de
force pour disperser les unes, que
pour causer les autres.

Le tremblement de terre ef-
frayant, qui porta la terreur dans
Rome au commencement de l'année 1703, remplit tellement l'atmosphere d'exhalaisons corrompues, que presqu'aucun Romain
n'évita quelqu'une des différentes
maladies qu'elles causerent.

On a fait dans tous les tems des
Observations qui prouvent que les
vents ont porté des causes de maladies, & même des pestes d'une
région à l'autre. On ne doit donc
pas être surpris si l'on voit quelquefois survenir tout-à-coup en
certains païs, très-salubres d'ailleurs, des maladies populaires, sans

qu'on ait pu en prévoir la cause.

La peste ravageoit Agrigente, aujourd'hui Gergenti, ville de Sicile, d'où Empédocle étoit natif. Ce Philosophe connut que la contagion étoit causée par les vents qui souffloient par les gorges de quelques montagnes, qui étoient proche de la ville; il fit fermer ces gorges, & la peste cessa.

Les vents chauds & brulans qui viennent de l'Ethiopie, en Egypte, causent ordinairement dans cette Province des maladies très-dangereuses.

Les vents extrêmement chauds font partout les mêmes effets; la raison en est, que les grandes chaleurs qu'il fait dans les païs d'où ils viennent, produisent des dérangemens considérables dans l'espace ou dans la partie du globe terrestre qui y répond. Ces maladies font presque toujours terminées par de grandes pluies ou par des vents opposés.

C'est ainsi que les vents étésiens,

ou septentrionaux qui succédent aux vents du Sud tous les ans, au commencement de la canicule, terminent les maladies de l'Egypte.

Mézerai nous apprend que la peste qui arriva en France en 1346, commença dans le Royaume de Cathai, par une vapeur extrêmement puante, qui sortant de la terre comme une espece de feu souterrein, consuma & dévora plus de deux cens lieues de païs, même jusqu'aux arbres & aux pierres, & infecta l'air d'une maniere surprenante ; que de-là traversant l'Asie, elle passa en Gréce, en Afrique, & en Europe.

On dit que durant la peste de Londres, l'air changea la couleur des murailles, près des maisons pestiférées.

La peste ravageoit la ville de Toulouse en 1628 ; un Hermite trouva le moyen de faire cesser la mortalité ; on assura qu'il distinguoit les pestiférés, les maisons même,

même, & les linges, par une odeur de vieux cuir brulé.

La fumée de charbon eſt encore une autre eſpece de méphitis dont les effets ſont très-dangereux. J'ai rapporté ailleurs que M. Hales ayant enfermé une grive dans un air impreigné de la vapeur de charbon de chêne, elle y fut ſuffoquée ſur le champ.

Il en ſeroit de même de tout autre animal, toutes proportions gardées. Les anciens Romains ſe ſervoient de cette eſpece de ſupplice pour faire mourir les hommes.

Valere Maxime nous apprend que l'Oateur Quintus Luctatius Catulus, qui étoit Collégue de Marius dans le Conſulat, ayant été condamné à la mort par le même Marius, on l'enferma dans une chambre où il y avoit du charbon embraſé, & qu'il fut ſuffoqué par les vapeurs de ce charbon.

La plupart des habitans de Londres meurent poumoniques & phti-

fiques ; c'eſt un effet de la grande
quantité de charbon de terre qu'on
brule dans cette ville. Cette fumée
de charbon y eſt ſi répandue , que
quand les arbres des environs ſont
fleuris , les fleurs blanches ſont ſa-
lies d'une ſuie noire ; les crachats
même que les habitans de Londres
rendent , ſont fuligineux : il n'eſt
donc pas ſurprenant que l'acreté
de cette ſuie faſſe un pernicieux
effet ſur leurs poumons.

Cette fumée de charbon eſt ſi
mordicante & ſi corroſive, ſelon
l'obſervation d'un ſçavant Anglois,
que ſi l'on met des jambons , du
bœuf, ou autres viandes à fumer,
dans les cheminées , elle les ſéche
d'abord , & les gâte.

Cette vapeur pourroit être encore la cauſe d'autres maladies, qui
régnent ſouvent dans cette Capitale de l'Angleterre.

Le changement de païs guérit
les Anglois de ces phtiſies dans
leur commencement.

Les matieres que rendent les volcans & les méphitis sont très-dangereuses pour les animaux, quand ils y sont trop exposés, ou quand ils les reçoivent par ondées ; elles sont pour lors totalement opposées à leur nature, tant par leur qualité que par leur quantité. Mais si les vents ne les portent pas ailleurs en trop grande abondance, ou si d'abord elles ne sont pas trop répandues, l'atmosphere s'en charge successivement ; l'air & la lumiere les balottent, & les dispersent dans toutes les régions : elles sont digérées par ces puissances, de façon qu'elles deviennent ingrédiens nécessaires à l'atmosphere générale.

Les matieres enflammées reviennent soufre principe ; les matieres nitreuses temperent la trop grande chaleur de l'air ; celles-ci & d'autres sels en diminuent l'humidité superflue, &c.

V.

Transpiration de la terre.

La terre abforbe & tranfpire, de même que les végétaux, les animaux, & les corps même le plus durs & les plus froids, comme le fer & l'aiman, la glace & la neige ; ces effets oppofés de ces différentes fubftances dépendent d'un feu principe développé des forces centrales, & toujours de la compreffion.

La terre étant un des principaux moyens dont la Nature fe fert pour digérer & purifier tous les ingrédiens de l'air, tant ceux que fourniffent les végétaux & les animaux, que ceux qui proviennent de fa propre fubftance, elle doit fournir une tranfpiration & très-hétérogene & très-abondante. Cette tranfpiration qui inonde jufqu'à la troifieme région de l'air, puifqu'elle fournit la principale matiere des météores , semble être faite uniquement pour les animaux & pour les végétaux; il paroît par les Livres Sacrés , que c'étoit-là sa premiere destination ; c'est aussi par l'effet d'une Sagesse prévoyante, que l'ordre qui regne dans les différentes couches de l'air , qui contiennent chacune un certain genre d'exhalaisons plus ou moins grossieres , selon la différente pesanteur de ce fluide , fournit autant de moyens pour purifier l'atmosphere où vivent les animaux ; car si des matieres de feu, de soufre , & autres approchantes de leur nature , restoient en trop grande quantité près du globe terrestre , on n'y verroit au lieu de plantes & d'animaux , que de grandes sécheresses , des feux , des flammes , & des embrasemens continuels.

La transpiration de la terre depuis que les saisons ont varié après le déluge, est plus ou moins abondante, & plus ou moins salutaire

ou pernicieuſe , ſelon les irrégularités du tems , & ſelon les différens
climats ou terreins qui la fourniſſent.

Elle diminue à proportion du
froid & de ſa durée , & elle augmente à proportion de la chaleur.

Pendant le froid elle eſt arrêtée
à la ſuperficie de la terre , où elle
a été conduite par les forces centrales , & pendant le chaud elle eſt
élevée dans l'atmoſphere ; l'une &
l'autre de ces extrémités , étant
dans des degrés modérés , ne nui-
ſent pas aux animaux ; (toutes cho-
ſes étant égales d'ailleurs)parce que
l'abſorbtion des ingrédiens, aëriens,
végétaux , animaux & terreſtres ,
diminue à proportion de la tranf-
·piration ; & quand ce n'eſt pas de
trop grande durée , l'atmoſphere
reſte d'ordinaire ſuffiſamment pour-
vue pour fournir aux différens be-
ſoins des différentes eſpéces : mais
ſi le froid & la chaleur pêchent dans
l'excès , le concours général natu-

rel en est altéré, & les différens corps ne peuvent qu'en être dangereusement affectés. Les fossiles, les minéraux & les métaux fournissent aussi leur transpiration, & font participer les ingrédiens de l'air, dans les lieux circonvoisins, à leurs bonnes & mauvaises qualités, & la différence des terreins différencie extrêmement la transpiration de la terre.

Le terrein aux environs de cette ville, (Nerac) est bon & fertile ; il est arrosé par deux rivieres, dont les eaux font claires, & le courant aisé ; leur lit est situé de façon qu'elles ne débordent jamais auprès de la ville ; on y voit presque toujours un Ciel beau & serein, il y a un nombre de sources & de belles fontaines, dont les eaux font excellentes. Les habitans portent sur leur front un air de sérénité qui les rend réjouis, affables & très-propres pour le beau commerce qu'ils font fur blés & les farines qu'on transporte dans nos Colonies. Je n'y ai jamais vu de maladie populaire : celles qui ravagent nos voisins, semblent respecter Nerac & ses Campagnes, & si quelqu'un par hasard en est surpris dans l'enceinte de la ville, elles sont bientôt terminées ; on n'a pas lieu de s'appercevoir de leurs progrès.

Le terrein des Landes qui n'est éloigné de Nerac que d'une lieue, est très-ingrat, il ne porte des fruits qu'à force de fumier & de culture ; les habitans sont sujets, surtout pendant les chaleurs, à des maladies endémiques. On distingue aisément ces peuples, d'avec ceux des païs voisins, en ce qu'ils sont sombres, pâles & décolorés.

Il n'est pas surprenant ; l'air des Landes paroît toujours chargé d'exhalaisons fuligineuses, & de parties salines & sabloneuses, qu'on distingue souvent à la vue. Ces matieres grossieres ne peuvent pas avoir été exactement digérées par

des fables mouvans & par des terres marécageufes, fabloneufes &
noirâtres. Les eaux y font fi mauvaifes, qu'elles affectent, en les
buvant, la langue, le palais & le
gofier, d'une aprêté fenfible &
très-dégoutante.

La ville de Plata dans le Perou
n'eft éloignée de celle de Potofi,
que de dix-huit lieues. Quoiqu'elles foient toutes deux fous la même
élévation du Pole, le terrein de
Plata eft chaud, temperé, fécond
& fort beau; & celui de Potofi
eft froid, fec & infertile : tout cela
ne peut provenir que de la différence des ingrédiens de ces terres,
& de leurs différentes tranfpira-
tions.

Les peuples qui habitent des
païs abondans en minéraux, dont
les exhalaifons font mauvaifes, ont
lieu de s'appercevoir par de fréquentes incommodités, de la nature de leur terrein, & du peu
d'affinité que fes ingrédiens for-

Q v

ment avec l'atmofphere animale.

La rofée qui eft le produit de la tranfpiration de la terre, & qui, comme je l'ai obfervé de l'Air, d'après Boerhaave, eft une autre efpece de chaos qui contient le mêlange de toutes fortes de matieres, eft différente dans les différens païs, felon les ingrédiens qu'ils fourniffent à l'air.

La quantité & la différence des ingrédiens de la rofée, eft fi confidérable, que les plus excellens Chymiftes n'ont pas encore pu les connoître, ni les diftinguer; mais il eft fenfible que l'eau en fait la principale partie.

La rofée, qui dans l'état naturel doit faire la principale nourriture des plantes, & même de certains animaux, felon quelques Naturaliftes, a donné par la diftillation une liqueur qui s'enflammoit comme l'efprit de vin; on l'a vue, étant diftillée plufieurs fois, caffer les vaiffeaux de verre où on la mettoit : ailleurs elle a paru semblable au beurre, & on a remarqué qu'elle se fondoit dans les mains, & qu'un feu modéré la desséchoit.

On trouve dans la Calabre la manne dont on se sert en Médecine, attachée aux feuilles des frênes, du côté seulement où le vent souffle. Ce sont les exhalaisons ou la rosée de la terre qui s'unissant à la transpiration des feuilles de ces arbres, s'y épaissit, & concourt de sa propre substance à former cet excellent reméde.

L'air de l'Amérique, dans les climats chauds de ce continent, est au contraire si corrosif, qu'il consume les pierres & les métaux : cette qualité ne peut lui provenir que de la transpiration de la terre, bien différente de celle qui forme la manne dans la Calabre.

La rosée est enlevée dans l'atmosphere par le poids de l'air, à mesure qu'elle est divisée par la lumiere au lever du soleil ; les par-

ties de cette rofée qui n'ont pas pu
être changées en ingrédiens de l'air,
retombent pendant la nuit : on appelle ferein, celles qui étant les plus
groffieres, fe précipitent d'abord
que le foleil eft couché, quoiqu'on
ne puiffe pas les appercevoir, à caufe
de leur ténuité : les vieillards les
fentent ordinairement tomber fur
leurs corps ; ils les diftinguent par
une infinité de petites pulfations
extérieures : cela n'arrive pas aux
jeunes gens, par rapport à l'onctuo-
fité & à l'humidité de leurs fibres.

Le ferein differe également, felon les différens terreins ; car on
obferve tous les jours, qu'il eft dangereux aux environs de Rome de
prendre l'air le foir, & à Paris on
peut le faire impunément.

La nielle confifte en des amas
épais de vapeurs & d'exhalaifons
groffieres, fulphureufes & nitreufes.

Elle brule les plantes, & leur
occafionne des maladies pernicieufes; elle déchire leurs fibres, elle

les desséche, ou du moins elle gâte leurs fruits encore tendres.

Les habitans des Campagnes voient senfiblement leur recolte se perdre, quand il régne des nielles fréquentes, qui font presque toujours caufées par quelque dérangement dans le terrein qui les produit, ou par la qualité viciée des rivieres, des marais, des lacs voifins, &c.

On obferve que le ferein & la rofée femblent éviter certains corps, tandis qu'ils s'attachent facilement à d'autres : le verre, la porcelaine, & quantité d'autres matieres en font confidérablement mouillées, tandis que des morceaux de métail poli, de quelque étendue qu'ils foient, expofés au même endroit, demeurent conftamment fecs ; un écu placé au milieu d'un grand plat de fayance ou de verre, ne reçoit pas la moindre humidité, quoique le refte du plat foit tout mouillé. Cela donne la raifon pour laquelle,

outre la différence des tempéramens des animaux & de l'espece
des plantes, la rosée, le serein,
& la nielle, pervertis, ne sont pas
également nuisibles à tous les animaux & à toutes les plantes. On
voit tous les jours des hommes qui
jouissent d'une bonne santé, dans
climats où d'autres ne peuvent pas
habiter sans être malades. Il n'est
pas moins sensible que certaines
plantes & certains fruits resistent à
la nielle & à d'autres maladies,
tandis que d'autres plantes & d'autres fruits en sont totalement gâtés.

Il me semble que j'ai démontré
que les différens païs forment des
atmospheres différentes, selon la différence des ingrédiens qu'ils fournissent à l'air. Quand bien même je
n'en aurois pas encore donné des
preuves suffisantes, on en trouveroit
dans le déplacement des peuples
d'une région à une autre. Du tems
des Croisades, par exemple, plusieurs légions de Chrétiens périrent

en partie par les maladies , avant
d'être arrivés à leur deſtination : les
Eſpagnols n'ont pas encore pu re-
peupler l'Amérique , depuis qu'ils
firent périr les anciens habitans de
cette partie du monde.

Le Grand Cha-Abas, dit un ſçavant Anonime , voulant ôter aux
Turcs le moyen d'entretenir de
groſſes armées ſur leurs frontieres,
tranſporta preſque tous les Armé-
niens hors de leur païs , & en envoya dans la Province de Guilan ,
plus de vingt mille familles , qui
périrent preſque toutes en très-peu
de tems.

La perte de tant de milliers
d'hommes, étoit l'effet d'une atmoſphere différente de celle où
ces peuples s'étoient nourris : leurs
liqueurs & les ſolides de leurs corps
ne trouvoient pas en ces nouveaux
ingrédiens, des affinités d'habitude :
ces ingrédiens étoient au contraire
pour eux des hétérogénéïtés qui les
faiſoient aſſez dégénerer, pour les

conduire bientôt à une deſtruction
preſqu'aſſurée.

Les anciens Romains, déja ſça-
vans en cette phyſique, envoyoient
en Sardaigne les criminels dont ils
vouloient ſe défaire ; peut-être eſt-
ce pour cette raiſon que les Moſ-
covites exilent encore en Siberie,
ceux qu'ils dérobent à des ſuppli-
ces honteux.

On peut donc conclure avec le
ſçavant Anonime, qu'il y a des
maladies qui viennent de ce qu'on
change un bon air contre un mauvais ; & d'autres, qui viennent pré-
ciſément de ce qu'on en change.

Ces maladies peuvent auſſi pro-
vénir des différens poids de l'air
dans les différentes régions, comme je l'ai obſervé dans mon livre
ſur les promptes Variations de cet
élément.

Il y a auſſi des animaux champê-
tres qui ne ſauroient vivre dans certains climats.

Les ſcorpions ſont fréquens &

très - dangereux en Afrique ; cependant ils meurent dès qu'ils couchent la terre d'une Isle qui est près de Carthage. Il y a dans l'Arabie une Isle oùles chiens meurent dès qu'on les y a transportés. On ne voit pas dans l'Afrique des ours, des sangliers, des cerfs ni des chévres. Les cochons ne vivent pas dans l'Arabie. Si l'on porte des liévres dans l'Isle d'Itaque, on les trouve bientôt morts sur le rivage. On n'a jamais vu de corneilles à Athenes, &c.

Il en est des poissons, tout comme des autres animaux dans leurs différens élémens ; ils ne vivent pas, ou ils ne font que languir, quand ils font transportés d'une riviere à l'autre : on s'en est assuré par plusieurs expériences. Nous en avons tous les ans un exemple dans ce païs : les aloses qui montent tous les printems dans la Garonne, font très-bonnes & bien nourries, pêchées dans ce fleuve ; mais dès qu'elles font entrées de la Garonne dans la Baïze (c'eſt une riviere qui paſſe dans Nerac) elles perdent tellement, qu'on les diſtingue au marché, en ce qu'elles font maigres, efflanquées, languiſſantes, & d'un gout tout différent des autres.

Les végétaux ont auſſi des climats & des terreins qui leur font propres & naturels, & d'autres qui leur font contraires ; chaque païs en nourrit des eſpeces particulieres, qui tranſportées dans des régions différentes, où elles ne puiſſent pas ſe naturaliſer, n'y viennent point, on ne font qu'y languir.

On n'a jamais pu faire venir des ceriſiers en Egypte. Il n'y a dans l'Inde que la ſeule montagne Mero où il ñaiſſe du lierre. Le thym ne vient point dans l'Arcadie, &c.

V I.

Transpiration des animaux & des végétaux.

Les substances animales & végétales fournissent à peu - près les mêmes principes aux ingrédiens de l'air, & l'atmosphere particuliere qu'elles forment, sert également aux animaux & aux végétaux. On a calculé que la quantité de la transpiration d'un homme ordinaire est dans vingt-quatre heures d'environ $\frac{1}{34}$ de pouce : & d'autres Observateurs ont trouvé que de huit livres d'alimens, il s'en dissipe cinq ou environ par cette évacuation, comme je l'ai déja rapporté dans un autre Ouvrage. Quelle immense atmosphere animale ne doivent pas faire les peuples des villes, & les troupes rassemblées, surtout quand leur transpiration est convertie en air, je veux dire, lorsqu'elle est parfaitement di-

gérée au de-hors & dispersée par
l'air & la lumiere.

La transpiration des plantes &
des animaux n'est pas d'abord dispersée dans toute l'atmosphere,
elle n'y trouve pas des affinités suffisantes, pour être tout de suite
entraînée ; cependant l'agitation
continuelle que la lumiere, l'air,
& les vents y causent, la divise de
plus en plus, & le poids de l'air
l'enleve insensiblement ; mais comme il faut un certain tems, pour
que cela s'exécute, & les corps
fournissant toujours de nouvelle
matiere transpirée, ils ne sont jamais sans une atmosphere particuliere.

La transpiration de tous les
corps, surtout des végétaux & des
animaux, est fournie par des matieres surabondandes ou étrangeres, & par des petites particules
de la propre substance des solides
qui ont été séparées par le mouvement, ou par les choses qu'elles

ont reçues. On ne peut pas douter que les animaux ne rejettent par la transpiration, des particules qui se détachent de leur propre substance; car si on laisse pendant quelque tems, après qu'on s'est baigné, l'eau dans la baignoire, elle y acquiert une odeur cadavéreuse, qui ne peut provenir que de la corruption des parties animales qui ont resté dans cette eau.

La transpiration des plantes est, toutes proportions gardées, aussi abondante que celle des animaux.

Les plantes s'épuiséroient bientôt, si la chaleur des jours d'été, n'étoit pas suivie de la fraîcheur des nuits. Si elles s'affaissent & penchent vers la terre pendant le jour, c'est parce que leurs fibres se desempliffent, par l'abondance de la transpiration qu'elles rendent; elles sont obligées de céder à la force de la pesanteur: mais la fraîcheur de la nuit leur redonnant de nouveaux sucs, leur tuyaux se gonflent,

& elles ſe redreſſent ; c'eſt ainſi
que les animaux ſont affoiblis &
épuiſés par des tranſpirations abondantes & des ſueurs copieuſes.

La tranſpiration des fleurs , ſurtout vers le printems , doit former
une atmoſphere bien conſidérable.
Les arbres des forêts , les arbres
fruitiers , les légumes , & les herbes des champs en ſont couvertes ;
les vallées , les montagnes , & les
prairies en ſont tout émaillées : la
Nature qui a reſté dans une eſpece
d'engourdiſſement pendant l'hiver ,
ſemble ne s'être répoſée que pour
mieux ſe renouveller au printems ,
& pour redonner à l'air , par le
moyen des plantes & des fleurs ,
des ingrédiens ſalutaires aux animaux ; car ces ſubtiles émanations
des fleurs , qui ne reſtaurent pas
moins le genre nerveux par des ap-
plications douces & balſamiques ,
qu'elles réjouiſſent la vue par l'é-
clat & la variété de leurs couleurs ,
fourniſſent au ſang une nourriture

xquife, & tempérent les exhalai-
ens de la terre qui font fouvent
nuifibles dans cette faifon.

Il s'évapore, des matieres féca-
tes qui ne font pas corrompues
dans des tas, mais difperfées en
petite quantité, des parties falines
& huileufes, qui fourniffent à l'atmofphere animale des ingrédiens
néceffaires.

Les urines en s'échappant des
petits vaiffeaux, fe chargent de toutes les matieres terreftres, aqueufes, falines & huileufes furabondantes, qui n'ont pas pu être conduites, par rapport à leur groffièreté,
dans les voies de la tranfpiration
infenfible.

L'atmofphere végétale & animale, lorfqu'elle eft dans un état
fain, eft toujours néceffaire aux animaux & aux végétaux; elle abonde
furtout en parties huileufes; celles-ci ne contribuent pas peu à entretenir la foupleffe & l'humidité
de la peau des animaux; les pores

en font plus en état de faire leurs
fonctions : d'ailleurs les matieres
huileufes qui s'infinuent dans les
corps , concourent à entretenir la
foupleffe des fibres , & à rendre les
liqueurs plus coulantes.

Les parties de cette atmofphere,
qui s'affocient avec les ingrédiens
de l'air, font d'une grande reffource
à la Nature, elle s'en fert pour rendre les matieres abforbées plus à
la portée des fubftances animales ;
car quoique les matieres qui forment l'atmofphere animale , aient
été rejettées comme fuperflues ,
ou peut-être nuifibles , elles peuvent être rectifiées en peu de tems,
ou par les différens chocs qu'elles
reçoivent , étant toujours en mouvement , ou par l'action de l'air &
de la lumiere , ou enfin , par les
affinités qu'elles rencontrent.

La tranfpiration des végétaux &
des animaux , qui eft fi néceffaire
lorfqu'elle eft faine , devient par
degrés , dangereufe & contagieufe

&

& mortelle dès qu'elle est corrompue.

On ne trouve dans le corps d'un
homme sain, selon Boerhaave, ni
acides, ni alkalis, ni sels fixes, ni
sels volatils; la Nature, & de justes
proportions, n'y admettent pas de
principe excédent : mais si une atmosphere mal conditionnée, ou
tout autre accident, y fournissent
des huiles mal digérées, des sels mal
conditionnés, ou en trop grande
quantité, les uns & les autres ne
peuvent que déranger l'œconomie
animale, en raison de leurs vices,
ou de leur quantité : on voit l'effet
de la disproportion de ces sels dans
les corps, par les dartres, la galle,
la lépre, les cancers, &c.

La transpiration animale trop
abondante corrompt l'air, elle le
dépouille d'une élasticité nécessaire, & fait qu'il n'est plus propre à
être respiré ; j'en ai donné la raison
dans mon Ouvrage sur les effets des
promptes Variations de l'Air.

R

Il n'y a rien qu'on doive plus appréhender, que la tranſpiration des malades qui ſont affligés d'ulceres intérieurs, & de maladies contagieuſes & peſtilentielles : il ſe détache continuellement de ces ulceres, & de ces malades, des ſubſtances animales corrompues, qui étant rejettées au dehors ſont bientôt abſorbées par les hommes qui ſont aſſez près de ces malades pour former avec eux une atmoſphere commune ; c'eſt pourquoi ceux qui commercent de trop près avec les phtiſiques contractent la même maladie ; il en eſt de même des diſſentériques, des galeux, &c.

Il ſe fait d'homme à homme une attraction de préférence qui eſt décidée par une eſpece d'analogiſme, que ces molécules perverties conſervent avec les ſubſtances animales : ce qu'il y a encore de particulier, c'eſt que ces molécules affectent toujours, dans les hommes qu'elles attaquent, les mêmes viſcères & les mêmes parties que celles d'où elles se font détachées : c'est ainsi qu'il se fait des succeſſions contagieuſes des mêmes maladies dans les villes, dans les armées, & partout où l'atmoſphere est pervertie par des émanations animales corrompues.

On a obſervé depuis pluſieurs ſiécles, que les exhalaiſons des inſectes, trop généralement répandues dans l'atmoſphere, peuvent occaſionner la peſte.

Saint Auguſtin rapporte que, s'étant répandu une grande quantité de ſauterelles, il mourut dans le ſeul Royaume de Maſſiniſſa huit cens mille hommes, & deux cens mille auprès de Carthage.

Sous le regne de l'Empereur Théodoſe, il ſurvint dans la Judée une peſte horrible, après qu'une grande quantité de ſauterelles y eût fait quelque ſéjour.

On remarqua pendant la peſte de Lauzane en 1613, qu'il y avoit

une fi grande quantité de mou-
ches, qu'on n'en avoit jamais tant
vu. Nos Anciens regardoient ces
phénomènes comme des préfages
de la pefte, lorfqu'ils devoient plutôt les regarder comme la principale caufe de cette maladie.

Les exhalaifons corrompues des
morts & des mourans ravagerent
l'armée de Marcellus, vainqueur
dans Siracufe, elles fe communi-
querent aux Siciliens & aux Carthaginois, qui gardoient encore le
Port de cette importante Place ;
la contagion les obligea de l'aban-
donner. *Contactus ægrorum vulgabat
morbos.*

Sous le Confulat d'Ebutius & de
Servilius, Rome, fes campagnes,
& fes troupeaux, furent affligés
d'une pefte très-violente. On ren-
ferma dans la ville, hommes &
troupeaux, la contagion augmenta,
& devint plus générale, à mefure
que les exhalaifons peftiférées augmentoient dans l'atmofphere animale.

La putréfaction volatilise extrêmement les fubftances animales &
végétales,& en rend les exhalaifons
pernicieufes.

Une baleine morte , dit Boerhaave, qui a été jettée par la mer
fur le rivage, eft en état d'infecter
tout un païs, furtout en été, d'exhalaifons peftiférées.

Tous les cadavres des animaux
fe diffipent en parties volatiles, qui
vont fe joindre aux ingrédiens de
l'air , & leur fournir des fubftances
animales plus ou moins nuifibles,
felon leur qualité, ou leur quantité.

Les exhalaifons des cadavres qui
ont été retenues pendant long-
tems , même pendant plufieurs fié-
cles , dans les entrailles de la terre,
ont fouvent été peftilentielles,mor-
telles.

J'ai rapporté dans un autre Ouvrage, qu'un Général Carthaginois,
ayant fait ouvrir un cimetiere de-
vant une petite ville de Sicile, pour
faire des retranchemens , la pefte

fe mit dans fon armée , & il fut obligé de lever le fiége.

La ville de Lectoure fut affligée en 1744 d'une maladie populaire , qui fit périr près d'un tiers de fes habitans : on en attribua la caufe à un vieux cimetiere , où l'on avoit fait des travaux profonds. Il eft à préfumer que les fels alkalis & volatils , qui s'étoient formés par la longue putréfaction des cadavres , confervant encore quelque chofe des fubftances animales, furent abforbés par préférence; & étant diffous dans les corps par les parties aqueufes, ils faififfoient les membranes & les fibres nerveufes , aufquelles ils occafionnoient des ferremens fpaftiques , qui mettoient un defordre général dans les directions naturelles des folides , & dans la circulation des liqueurs; de-là provenoient les tenfions au bas-ventre; les tranfports à la tête, & les éruptions cutanées rougeâtres. Tout cela aboutiffoit enfin à

des inflammations des visceres,
qui mirent tant de monde au tombeau ; mais moins d'enfans que
d'hommes faits, parce que la séve
huileuse qui humecte les fibres des
enfans, les défendoit contre les atteintes meurtrieres de ces sels cor-
rosifs.

C'est une observation de tous
les Praticiens en Médecine, que
lors qu'un sel alkali est appliqué à
un corps chaud & humide, il y
cause une inflammation.

Willis a observé qu'il s'engendre
dans le corps des hommes, des
parties corrosives, & le Docteur
Mead rapporte une histoire qu'il
tenoit de Baynard, qui prouve qu'il
s'engendre de ces parties dans les
cadavres : voici cette histoire. (Plusieurs enfans se jouoient avec le
cadavre d'un pendu qui étoit mort
depuis peu de mois : le plus hardi
d'entre eux frappa d'un coup de
poing la poitrine nue de ce cadavre ; il en jaillit une liqueur si cor-

R iv

rofive, que celle qui toucha le bras de ce misérable enfant, y fit une excoriation si terrible, qu'on eût peine d'empêcher que ce bras ne se gangrénât).

Il n'est pas surprenant que des exhalaisons retenues, & qui ont resté pendant un long espace de tems comme étrangeres dans les entrailles de la terre, soient enlevées par le poids de l'air, dès qu'il peut y avoir un libre accès, d'autant mieux que ces matieres sont très-élastiques, la plupart volatiles, & toutes ensemble dans l'état d'une infinité de ressorts tendus.

En fouillant sur la cime d'une montagne de l'Esclavonie, pour en tirer des pierres, on trouva à deux pieds de profondeur, un banc de cailloux; il s'éleva de cet endroit une fumée de vapeurs très-épaisse, qui continua pendant treize jours : c'étoient sans doute des liqueurs aqueuses, puisque quelque tems après, toutes les fontaines qui

étoient au pied de la montagne, ta-
rirent.

On ouvrit au commencement
de ce siécle, dans la Voie Appienne
auprès de Rome, un tombeau, où
l'on trouva un cadavre qui nageoit
dans une liqueur : en même tems
qu'on levoit la pierre, & que l'air
put pénétrer dans le tombeau, on
vit s'enflammer une matiere, qui
nageoit sans doute sur la liqueur.
On reconnut par l'inscription qui
étoit sur la pierre, que c'étoit Tul-
lie fille de Cicéron.

Si ces matières phosphoriques
ont été retenues pendant tant de
siécles, dans un tombeau, où peut-
être elles s'étoient formées du cadavre, ou de la liqueur qui l avoit
conservé, pourquoi des exhalaisons
beaucoup plus grossieres ne se con-
serveroient elles pas dans les entrailles de la terre? & pourquoi n'y
acquerroient-elles pas, par la putréfaction, des qualités nuisibles au
corps humain? L'exemple de l'é-

vaporation senfible des vapeurs de la montagne d'Efclavonie, ne laiffe pas de doute que l'air ne puiffe en enlever d'infenfibles, furtout quand elles font difpofées à être puiffam-ment divifées par la lumiere : car quand les vapeurs font plus légeres que l'air qui leur repond, il faut néceffairement qu'elles s'élevent dans ce fluide, jufqu'à ce qu'elles aient trouvé une pefanteur équili-brante ; c'eft comme l'huile qui s'é-leve fur la furface de l'eau parce qu'elle eft plus légere.

Les reptiles, les infectes & les plantes, qui fe pourriffent dans les marais lorfqu'ils fe defféchent, char-gent l'atmofphere de parties ful-phureufes & volatiles : des Auteurs célébres ont remarqué que ces ex-halaifons occafionnent fouvent des maladies dangereufes, & quelque-fois peftilentielles.

On a dans nos Provinces la per-nicieufe habitude de mettre le chanvre & le lin, pour les rouir, dans l'eau des petites rivieres , ou des ruiſſeaux qui n'ont preſque pas de courant ; ces eaux deviennent puantes , noires & hideuſes ; le poiſſon en eſt empoiſonné , il s'y pourrit ; cependant on y améne les beſtiaux , pour les abbreuver de ce pernicieux liquide : auſſi leur en arrive-t-il quelquefois des maladies qui ont de ſuites fâcheuſes. J'ai ſouvent attribué aux exhalaiſons & aux vapeurs de ces eaux , la cauſe des fiéves violentes & autres maladies dangereuſes qui régnoient aux environs de ces rivieres dans le tems de la trempe du chanvre & du lin. Je paroiſſois d'autant plus fondé dans mon opinion , que ces maladies ceſſoient à la premiere crue des eaux , ou dès qu'elles s'étoient déchargées de ces matieres végétales corrompues.

Les grands tas de fumier qui ont croupi pendant long-tems, & les boues exceſſives & puantes des grandes villes, ne peuvent , ſurtout quand on les remue, que charger l'atmofphere d'exhalaifons corrompues; c'eft une infection qui fe fait fentir au loin dans tous les environs.

Cette atmofphere de pourriture ternit d'abord les meubles de métail, & les couvre d'une craffe noire. De pareils ingrédiens pourroient-ils ne pas nuire au corps humain, s'ils régnoient pendant longtems dans l'atmofphere animale ?

V I I.

Il y a dans l'Air des ingrédiens in-
connus.

Il y a fans doute dans l'air une infinité d'autres ingrédiens, que nous ne connoiffons pas; car les Elémens eux-mêmes, ou pour mieux dire, ces fubftances que nous regardons comme Elémens, font compofées d'autres fubftances: mais comme on n'a pas encore pu porter la décompofition des corps

au point de diftinguer des principes plus fimples, on s'en tient à
ceux qui font connus.

Cependant, il y a des Phyficiens
qui penfent que l'eau eft compofée
de parties dures, quoiqu'elle foit
fluide; & l'on fçait, ou du moins
on préfume, qu'elle tire fa fludité
du feu qui eft répandu dans fa fubftance.

L'eau étant privée d'air dans le
vuide, il s'éleve encore à fa fuper-
ficie une infinité de petites bulles,
très-claires & tranfparentes; &
quelque pure que foit l'eau des
pluies, dit Boerhaave, elle eft toujours pleine de corpufcules de
la nature des végétaux. L'expérience confirme le fentiment de ce
grand Phyficien; car les oignons
des jacintes, des narciffes & des
tulipes jettent leurs tiges, & fleu-
riffent dans un vafe plein d'eau,
pourvu qu'il foit conftamment ex-
pofé à un air tempéré.

La terre eft un principe fixe,

mais il n'a pas encore été poſſible d'avoir le principe terreux dégagé de toute autre ſubſtance , car la terre qu'on tire de différens compoſés, a des qualités différentes, ſelon les corps dont on l'a retirée , quelques efforts que l'on faſſe pour la purifier ; il faut donc dire , comme un Phyſicien moderne , que ſi ces terres ſont principes très - ſimples , ayant des propriétés différentes , elles different eſſentiellement.

L'air eſt élaſtique de ſa nature , c'eſt un fait avoué de tous les Phyſiciens ; mais la quantité de feu détermine les différens degrés de dilatation & de condenſation de ce fluide.

M. Macquer aſſure que l'air deviendroit ſolide , s'il étoit poſſible de le priver ſuffiſamment du feu qu'il contient. Un nombre de belles éxpériences ſur les effets de l'air , ont fait dire à Boerhaave, que ce fluide doit avoir une vertu qu'on ne peut pas comprendre par le moyen des propriétés qu'on lui connoît.

On n'a pas encore pu parvenir à séparer le feu principe de toute autre subſtance ; car, ou il ſe diſſipe entièrement, ou il ne fait que paſſer d'une combinaiſon à une autre ; mais la différence de ſes effets ſemble démontrer que c'eſt une ſubſtance hétérogene.

On doit donc penſer également qu'il y a dans l'air des ingrédiens que nous ne connoiſſons pas : il n'eſt pas ſurprenant ; puiſque nous avons à peine une ſimple idée de la nature de ceux que nous connoiſſons : ces ingrédiens qui nous ſont cachés, doivent être moins généraux & moins à craindre que les autres ; & ceux-ci exigent des recherches d'autant plus exactes, pour en perfectionner la connoiſ-ſance, qu'on doit les regarder, quand ils ne ſont pas dans l'ordre de la Nature, comme les cauſes gé-nérales de la plupart des maladies,

VIII.

Rapport & affinités des ingrédiens de l'Air.

Il paroît par ce que j'ai observé ci-devant, que la lumiere, l'air, l'eau, la terre & le feu travaillent continuellement pour faire un mélange exact de tous les ingrédiens de l'air.

Ce font autant de principes qui s'uniffent entre eux, & avec d'autres fubftances, par une infinité de combinaifons; les Chymiftes les appellent principes fecondaires; ils leur ont auffi donné le nom de matieres falines, huileufes, &c. Ils traitent dans tous leurs Livres de la différence de ces matieres; c'eft pourquoi je n'en parlerai pas ici.

On a réconnu par un nombre d'expér ences, que ceux de ces feconds principes qui ont des rapports & des affinités avec d'autres, s'affocient avec eux, & font enfemble un tout, qui ayant perdu les qualités diftinctives de fes parties, en a pris de nouvelles toutes différentes des premieres. Les fels acides, par exemple, pris féparément, ont un gout aigre, femblable à celui de l'ofeille & du verjus; ils ont la propriété de changer en rouge toutes les couleurs bleues & violettes des végétaux.

Les fels alkalis, pris auffi féparément, ont une faveur âcre & brulante, & la propriété de changer en vert certaines couleurs bleues & violettes des végétaux, furtout le firop violat.

Si l'on préfente un alkali pur, à un acide pur, ils s'uniffent enfemble avec violence, & par cette union, l'acide & l'alkali fe font perdre réciproquement leur propriété; le compofé qui en refulte n'altere point les couleurs bleues des végétaux, & donne une faveur qui n'eft ni aigre ni âcre, mais falée; c'eft ce qui a fait nommer ces fortes de combinaifons, *fels neutres.*

C'eſt ainſi que les ingrédiens de l'air s'aſſocient & ſe métamorphoſent dans l'atmoſphere, & partout ailleurs où ils trouvent des affinités. Ces combinaiſons changent encore de nature à meſure qu'il s'y joint d'autres ſubſtances, que celles - ci forment de différence dans les rapports, & à proportion qu'elles ſouffrent des altérations : on a fait une Obſervation qui fait comprendre ceci. Je la rapporterai en peu de mots. Les grapes de la vigne n'ont, dès qu'elles ſont formées, qu'une ſaveur inſipide : croiſſent - elles ? il s'y développe peu à peu une certaine acidité qui rend leur ſuc âpre ; c'eſt le verjus : les raiſins ſont - ils parvenus à une certaine maturité ? le gout du verjus ſe change en une ſaveur douce & agréable ; les raiſins fourniſſent le moût, qui ſe dépouillant peu à peu par la fermentation, donne une liqueur agréable, qui eſt le vin : de la lie de celui-ci on fait le ſel, l'huile de tartre, &c : fi l'on diftille le vin, on en tire une grande quantité d'efprits ardens.

Dans tous les différens degrés de la grape de la vigne & de fon fruit, on trouve des principes tous différens; c'eft parce que les fubftances qui s'y font jointes, en y produifant de nouvelles affinités, en ont changé les modes.

On voit dans ce feul exemple l'ordre général de toute la Nature, qui a foin de diriger de femblables proportions, felon les différentes efpeces, dans les végétaux, les mineraux, les animaux, &c. par des loix conftantes.

Celle de ces loix qui paroît la plus générale, eft l'attraction : les affociations des fubftances qui fe font par les affinités, la démontrent fenfiblement. Cependant une fubftance ne peut fe joindre à une autre que dans une certaine proportion, au de-là de laquelle il ne fe fait plus d'union; car le compofé conserve les propriétés du principe excédent ; c'eſt une choſe connue de tous les Chymiſtes.

Plus les corps ſont compoſés, moins leur union eſt intime, & plus leurs affinités ſont ſenſibles & conſidérables ; c'eſt pourquoi deux gouttes d'eau s'attirent entr'elles ; il en eſt de même des globules du mercure, & des corpuſcules légers qui flottent ſur la ſurface d'un liquide. J'ai donné ailleurs d'autres exemples de cette attraction.

On ne doit pas inférer de ce que je viens de dire des affinités & de l'attraction, qu'il n'y ait que les ſubſtances à peu-près de même nature qui ſoient entraînées les unes par les autres ; il eſt cependant vrai qu'il n'y a que celles-là qui s'uniſſent en raiſon de leurs affinités, mais elles en entraînent encore d'autres d'une nature différente, qui ſont conduites ou emportées par le torrent de l'attraction.

La grande augmentation du sel de tartre qui est réduit en huile de tartre par défaillance, ne sçauroit provenir totalement de l'air, que le sel de tartre absorbe; l'eau, l'huile, la terre & les sels de l'atmosphere y sont également corporifiés, comme je l'ai déja observé.

Il se fait une espece d'attraction par le feu, qui n'est cependant qu'un effet de la compression de l'air, c'est, par exemple, l'élévation des brouillards & de la rosée dans l'atmosphere.

Si l'on expose un linge mouillé auprès du feu, le feu détache peu à peu tout ce qu'il y a d'humide & d'étranger dans le linge; il s'y forme une fumée dont le courant est dirigé vers le feu ; ce phéno-mène qui a souvent lieu dans les principales opérations de la Nature, doit être regardé comme l'effet d'une force majeure ; car en même tems que le feu détache & divise les corpuscules humides qui sont

dans le linge, il raréfie extrêmement l'air qui eſt entre le foyer &
le linge, l'air qui eſt au de-là du
linge étant plus peſant que l'autre,
doit le·chaſſer vers le feu, & diriger le courant qu'on y apperçoit.
Le même méchaniſme dirige les ingrédiens de l'air vers le corps des
animaux, dont la chaleur eſt toujours, ou doit être de pluſieurs degrés, plus grande, que celle de l'atmoſphere ; c'eſt de-là que provient
l'un des principaux agens de l'abſorbtion animale. On doit regarder
cet agent comme la force oppoſée
à la force centrifuge ; puiſque c'eſt
de celle-ci que dépend la détermi-
nation la plus décidée de la tranſpiration inſenſible de tous les
corps.

Des matieres étrangeres aux matieres animales ne ſe corporifient
pas avec celles - ci, ou du moins
cela n'arrive que très - rarement ;
car la Nature eſt toujours occupée à en faire un triage exaƈt,

& elle ne difcontinue pas de faire
des efforts pour les rejetter : cependant ces matieres agiffent toujours dans les corps, quand elles
y font retenues, felon leurs différentes propriétés. Les unes coagulent, les autres diffolvent, d'autres irritent & corrodent, & d'autres enfin putréfient les liquides &
les folides ; & s'il en eft qui ne faf-
fent aucun de ces mauvais effets,
elles dérangent du moins le concours des liquides ; & par-là elles
s'oppofent aux vues de la Nature.

I X.

*Moyens pour rechercher les caufes des
maladies épidémiques, qui proviennent des ingrédiens de l'Air.*

Prefque tous les plus grands Praticiens en Médecine fe font toujours bornés, dans la cure des maladies épidémiques, à en étudier
les fignes pour donner des remédes
felon les indications qu'ils en ti-
roient. Devoient-ils fe contenter de

s'attacher feulement la caufe im-
médiate de ces maladies ? Ne devoient - ils pas en chercher de plus
éloignées ? Peut-être auroient · ils
trouvé le moyen d'en arrêter le progrès, en mettant en ufage des fecours généraux, mais différens, felon
les différentes caufes des épidémies.

. Ce fut par une pareille étude
qu'Hippocrate parvint à garantir
la Gréce de la pefte qui ravageoit
l'Illyrie : il fit allumer de grands
feux dans les Campagnes ; il incen-
dia les forêts ; & la pefte ceffa.

C'eft ainfi que, par des moyens
convénables, on pourroit arrêter
les progrès de toutes les épidémies
caufées par l'infection de l'air, fi
par des expériences faites fur cet
élément, on pouvoit découvrir les
vices de fes ingrédiens.

On eft parvenu à mefurer les différens poids de l'air, les différens
degrés de froid & de chaud ; la force
des vapeurs aqueufes ; on connoît
à peu-près la quantité d'eau qui
régne

régne dans l'atmofphere, &c. On a des expériences qui prouvent que les fels, fur tout les fels fixes, ne s'élevent pas beaucoup dans l'air. Si l'on prenoit au hafard un certain volume d'air, & qu'on le raréfiât dans la machine pneumatique, jufqu'à ce que les ingrédiens dont il eft impregné, tombaffent fur la platine, on pourroit trouver le fecret d'empêcher qu'ils ne fe mêlaffent pas de nouveau à l'air, quand on le laifferoit revenir dans le récipient. Cela ne paroît pas abfolument impraticable.

Si l'on ramaffoit une affez grande quantité de ces ingrédiens, on pourroit peut-être parvenir à la connoiffance de leur nature, par le moyen du microfcope, des affinités, ou des opérations de Chymie : pour lors on pourroit juger de la qualité & de la quantité viciées des ingrédiens, que l'air donneroit dans un tems où les maladies & la contagion feroient répandues, par la

S

qualité & la quantité naturelles de ceux que cet élément fourniroit dans un état sain : pour cela, il faudroit connoître l'état naturel de l'air dans chaque pays différent.

Je ne regarde ce que je propose ici, que comme les premieres lignes de la recherche qui nous conduiroit à l'éclaircissement d'un problême, utile à la Médecine & au Public, par les grands avantages qu'on en retireroit. Le succès de cette recherche ne me paroît pas impossible ; car si la nature est admirable dans ce qu'elle dérobe à nos sens, elle ne l'est pas moins dans les moyens qu'elle nous offre, & dans les ressources qu'elle nous fournit pour augmenter nos connoissances.

F I N.

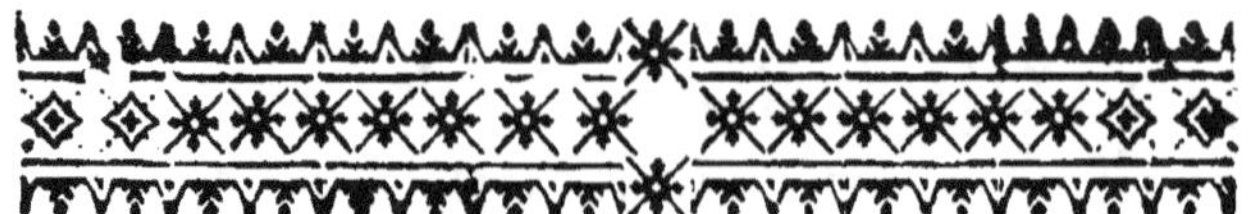

TABLE
DES TITRES
Contenus dans ce Volume.

PREMIERE PARTIE.

REmarques fur la Phthifie en général. *page* 1.

SECTION I.

S ij

S iij

SECTION III.

De la phthisie occasionnée par des ulceres aux poumons.

ARTIC. I. *Remarques sur les pul-*

SECTION IV.

De l'usage du lait dans la pulmonie.

SECONDE PARTIE.

Contenant quelques Observations sur différentes Maladies.

SECTION I.

Premiere Observ. *Sur un suppression*

SECTION II.

TROISIEME PARTIE.

Differtation fur les Ingrédiens de l'Air, &c.

Fin de la Table.